BIBLIOTHÈQUE MÉDICALE

A LA PORTÉE DE TOUT LE MONDE.

TRAITÉ PRATIQUE

DES

MALADIES
VÉNÉRIENNES

Orné de nombreuses Planches et Figures coloriées.

PAR

L.-J.-M. SOLARI

Docteur en Médecine de la Faculté de Paris,
Ancien Interne des Hôpitaux
et Médecin du service des mœurs de Marseille.

DEUXIÈME ÉDITION.

PARIS

ADRIEN DELAHAYE, LIBRAIRE-ÉDITEUR

PLACE DE L'ÉCOLE DE MÉDECINE.

1868.

TRAITÉ PRATIQUE

des

MALADIES VÉNÉRIENNES.

TRAITÉ PRATIQUE

DES

MALADIES VÉNÉRIENNES

Orné de nombreuses Planches et Figures coloriées.

PAR

L.-J.-M. SOLARI

Docteur en Médecine de la Faculté de Paris,
Ancien Interne des Hôpitaux
et Médecin du service des mœurs de Marseille.

DEUXIÈME ÉDITION.

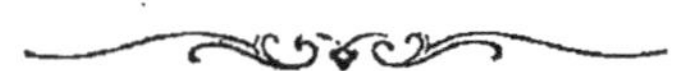

PARIS

ADRIEN DELAHAYE, LIBRAIRE-ÉDITEUR

PLACE DE L'ÉCOLE DE MÉDECINE.

1868.

Tout exemplaire doit être revêtu de la signature de
l'auteur.

Tous droits de reproduction et de traduction réservés.

La science médicale doit-elle être nécessairement considérée comme une science occulte ?

Telle a toujours été la question que je me suis adressée depuis que j'ai été initié aux secrets de la nature, et notamment aux études des phénomènes anatomiques, physiologiques et pathologiques de l'homme.

Nous ne sommes plus aux temps où le mystère enveloppait toutes les sciences, que ne pouvaient pénétrer que des classes privilégiées. La raison, ce flambeau de l'esprit humain, a jeté des flots de lumière dans les sentiers scabreux des sciences les plus cachées.

Le ridicule semble s'attacher à tout ce qui ne peut ou ne doit recevoir les rayons subtils et pénétrants de l'esprit humain.

Quelles pourraient donc être les raisons qui prévaudraient contre la divulgation de l'étude des maladies.

Quels sont les inconvénients qui paraîtraient résulter des descriptions pathologiques mises à la portée de tous, même avec leur brutale vérité.

Tout me semble militer au contraire en faveur des démonstrations populaires de la science médicale. Et si l'on se borne à n'indiquer que les principales, on se rendra vite au raisonnement que je veux démontrer. En effet, si les malades peuvent, grâce aux indications que leur raison pourra percevoir, se rendre un compte exact de la gravité des maladies perceptibles par les phénomènes apparents ; s'ils arrivent à pénétrer, par un effort facile de leur intelligence, dans ce labyrinte quelquefois redoutable des conséquences morbides de leur état, soyons convaincus qu'ils s'empresseront de réclamer au plus vite les secours et les lumières de ceux qui ont qualité de guérir les maladies acquises.

Dès lors, on se gardera bien de se jeter dans des mains étrangères à la science, ou de se fier à une expérience personnelle toujours éphémère.

Ne voit-on pas tout de suite quel progrès résultera de l'étude vulgarisée de certaines maladies, plus saisissables que d'autres, par la facile perception des accidents morbides ?

J'espère, en m'efforçant d'appliquer ce raisonnement aux maladies dites vénériennes, conduire les esprits les plus vulgaires à pouvoir différencier les diverses espèces de maladies de cette classe pathologique, et parvenir à leur faire éviter des regrets bien amers.

INTRODUCTION

Avant de parcourir le champ si intéressant des maladies vénériennes, j'éprouve le besoin d'expliquer à mes lecteurs quel est le but que je me suis proposé en publiant cet ouvrage ; quelle a été la raison qui m'a engagé à le livrer à la publicité ? A cette double question, que ne peuvent manquer de se poser tacitement la curiosité et l'amour de la science de chacun, je m'empresserai de répondre : Mon but est de démontrer la nécessité de s'occuper sérieusement des maladies dites vénériennes, au point de vue de la santé privée et publique. La raison, elle est encore plus simple et plus pratique, puisqu'il s'agit d'atteindre ce but si désirable, en indiquant les moyens capables d'empêcher les malades de faire fausse route, en se laissant diriger par des mains inhabiles ou des voix mensongères.

Je m'explique :

Il est incontestable que les maladies qui vont m'occuper ne détermineraient pas des conséquences aussi funestes, si, prises au début, elles étaient le plus rapidement possible enrayées ou traitées. Par ce seul fait ne perdraient-elles pas de leur intensité, de leur gravité, toujours si préjudiciables autant à la santé privée et publique qu'aux générations futures. Que de fois reste-t-on inactif, insouciant devant une légère écorchure, un tout petit bouton qui cependant va devenir la porte d'entrée de cette subtile essence virulente qui, en pénétrant dans l'économie, deviendra un ennemi dangereux et incessant.

D'autres fois le malade un peu plus soucieux de sa santé se décidera à se faire visiter, mais par qui? Par des charlatans, par des empiriques plus jaloux de vendre des remèdes que de donner quelques conseils toujours insuffisants, quand ils ne sont pas dangereux.

Exploités et exploitants, ils ne comprennent pas qu'il s'agit le plus souvent de maladies capables d'étioler à tout jamais la santé la plus florissante.

Ne voit-on pas tout de suite combien il est important d'indiquer aux malades les symptômes apparents des diverses maladies; de les prémunir en conscience contre les fausses routes que leur montre une fâcheuse détermination?

Quel service ne leur rend-on pas en leur faisant toucher du doigt, et voir de leurs propres yeux, soit par une description facile, soit par des figures exactes, les diverses conséquences de ces maux si répandus?

N'est-il pas utile de leur exposer les dangers graves qui peuvent résulter d'un mauvais diagnostic, au point de vue de leur santé et de celle de leurs enfants? Tels sont, en somme, les résultats que je m'efforcerai de faire surgir de ce livre utile à tant d'autres titres.

On pourrait me taxer de poursuivre une chimérique folie, si je me proposais l'extirpation complète de la syphilis; mais je ne crois pas préjuger de mes forces, en espérant diminuer sensiblement l'intensité et le nombre des maladies spécialement virulentes. Il s'agit seulement de savoir vulgariser l'étude de ces maladies.

Puis si, malgré ces conseils, le mal envahit les individus, je pense leur être utile en leur démontrant l'avantage qu'ils auront à employer une salutaire et rationnelle médication, seul moyen efficace pour annihiler au plus vite les infiltrations morbides qui s'insinuent dans toute l'économie.

Pour faciliter, surtout aux gens du monde, l'étude curieuse et utile de ces maladies, j'ai cru devoir présenter quelques tableaux synoptiques, qui indiqueront plus nettement les différences de maladies paraissant identiques.

Je ne crois pas nécessaire de démontrer l'utilité de cet ouvrage à mes confrères. Mon goût pour cette spécialité, mon expérience, un travail assidu ne sont-ils pas capables de me donner une certaine autorité, qui ne peut se traduire et s'affirmer que par des travaux livrés à l'appréciation saine des hommes véritablement capables de les juger. C'est dire que j'ose espérer offrir aux médecins des considérations nosographiques et pratiques, qui pourront éclairer leur religion sur les maladies dites vénériennes.

Qui n'a pas lu des ouvrages ayant quelques ressemblances avec celui-ci ? Je devrais dire des apparences de ressemblance, car en épilant les diverses parties de ces livres plus volumineux que scientifiques, on ne tardera pas à s'apercevoir qu'ils ne sont que des tissus de vulgaires plagiats, dont le compilateur paraît ne s'être occupé que de complaire au public, en piquant la curiosité seule des lecteurs. Les nombreuses figures, dont la forme grotesque cache toute vérité anatomique et pathologique, lorsqu'elles ne sont pas copiées sur des livres spéciaux, peuvent-elles être de quelque utilité, je le demande ?

Pourquoi ces descriptions inutiles d'instruments

chirurgicaux, dont les malades ne doivent avoir nul souci, et dont la description est trop fantaisiste pour les praticiens.

C'est pour éviter ce cahos, cet entassement indigeste de matériaux étrangers le plus souvent au sujet que l'on traite, que je me suis proposé de ne m'occuper que d'un seul genre de maladies.

Au point de vue de la morale publique, ces amphigouris de détails anatomiques et physiologiques des organes sexuels ne sont-ils pas dangereux?

Il est bien préférable de prémunir les lecteurs contre les dangers qu'ils courent en s'exposant, dans telles ou telles conditions mauvaises, à des remords terribles.

Je dirai un mot de la masturbation, premier vice de la jeunesse. Si les périls de la masturbation habituelle sont grands, montrons-les dans toute leur vérité. Mieux vaut connaître le danger que de vivre dans une fausse sécurité. N'est-ce pas le fait de la jeunesse? Mais si l'homme, cherchant à éviter le danger de l'onanisme, si préjudiciable à l'individu seul, tombe par instinct, par penchant irrésistible dans des rapprochements sexuels dangereux, n'est-il pas de rigoureuse moralité, de saine hygiène de déchirer le voile enchanteur qui cache un péril profond, si ces actes ne sont pas accomplis dans des conditions salubres.

Ce raisonnement n'est-il pas encore plus rigoureusement exact, si, devenu malade, ce jeune homme, ainsi tombé d'un écueil très dangereux dans un autre aussi terrible, ne se hâte de faire disparaître les traces des rapports sexuels douteux ou infectants auxquels il a eu l'imprudence de se livrer. Y a-t-il danger, je le demande, de faire toucher du doigt les côtés périlleux de ses instincts souvent irrésistibles.

A mon avis, le seul danger serait de caresser, par des descriptions lascives ou des gravures purement anatomiques, les goûts et les passions que l'on aurait aiguillonnés par ces exhibitions. C'est précisément l'écueil que je me suis efforcé d'éviter.

Je l'ai dit et je le répète, je veux restreindre mon sujet dans les limites des maladies résultant de l'acte conjugal ou des goûts dénaturés trop répandus malheureusement. Je décrirai ces maladies de manière à en familiariser l'étude et les connaissances à tout le monde, afin que tous puissent reconnaître facilement telle ou telle affection locale, qui, livrée à elle-même ou maladroitement traitée, prendrait des proportions considérables et à l'infini.

L'hygiène privée et publique, la science prophylactique, préventive, trouvera aussi une place dans ce livre et formera un chapitre aussi instructif qu'important.

Une simple observation de statistique démontre que, dans les pays, les villes où l'autorité n'a pas cru devoir prendre des mesures sanitaires sérieuses, le mal vénérien pullule et ravage les populations. J'ajouterai que ces maladies y sont plus graves.

Le traitement, compagnon fidèle d'une bonne hygiène, sera exposé en dernier lieu. A mon avis, c'est le chapitre le moins utile au public et le plus digne de l'attention dés praticiens.

Les médecins appelés moins souvent que ceux des grandes villes à traiter des malades vénériens puiseront dans ce dernier chapitre des données thérapeutiques, des formules spéciales qu'ils trouveront difficilement autre part. C'est en général la partie négligée ou trop rapidement esquissée. On lit, sans fruit ordinairement, ces formulaires indigestes, où sont compilées quelques formules dont les applications sont le plus souvent passées sous silence ou mal ordonnancées. C'est le reproche que j'adresse à tous les traités parus jusqu'à ce jour.

Je défie un élève, un praticien même de savoir se

servir de ces formulaires relégués dans un coin de l'ouvrage, si cet élève, ce praticien n'ont jamais suivi
attentivement une clinique spéciale.

Les malades ne devront jamais se fier à leurs propres lumières, même après avoir attentivement parcouru
et étudié cet ouvrage. Néanmoins pour les cas bénins,
ils pourront se servir des médicaments indiqués, qu'ils
feront préparer d'après les formules appropriées aux
légères affections.

J'ai cru devoir placer les planches à la fin de l'ouvrage, afin de faciliter les recherches. D'ailleurs, en
regard de chacune d'elles, seront indiquées des explications succintes et précises. Dans le courant de l'ouvrage, des parenthèses renfermeront l'indication des
planches à consulter précisément dans le corps des
passages ayant trait à la maladie décrite et burinée.

La différence capitale qui doit ressortir de l'étude
des chancres, de leurs conséquences et du traitement,
m'a inspiré l'idée de présenter plus spécialement, plus
minutieusement la planche renfermant les figures
représentant la nature des chancres. Aussi, ne recu-
lant pas devant les frais des dessins chromo-lithogra-
phiques, je me suis décidé à faire colorier cette
planche sur laquelle j'appelle toute l'attention des lecteurs. Du diagnostic bien établi de la nature du
chancre découle la vérité thérapeutique la plus considérable.

On trouvera dans le courant de ce livre des indications utiles, qui décelleront l'importance des
maladies décrites. Les malades pourront facilement
reconnaître la variété dont ils sont atteints, s'ils n'ont
pas su se servir des moyens prophylactiques précé-
demment exposés, s'ils ont été fatalement entraînés
dans ces actes qui déterminent les maladies, lorsqu'ils
ne sont pas accomplis dans des conditions de saine
hygiène.

Voici comment j'ai cru devoir diviser ce livre, dont

tous les chapitres doivent avoir une importance considérable.

La PREMIÈRE PARTIE contiendra la DIVISION des
maladies vénériennes chez l'homme et chez la femme,
et la DESCRIPTION de ses maladies.

La DEUXIÈME traitera des CONSÉQUENCES des maladies vénériennes, de leurs ACCIDENTS.

Dans la TROISIÈME, je traiterai de la CONTAGION de
ces mêmes maladies et des conséquences, ainsi que de
l'INDICATION des *organes pouvant être contaminés*.

La QUATRIÈME contiendra les MOYENS PRÉSERVATIFS
ou HYGIÈNE PRIVÉE et PUBLIQUE.

La CINQUIÈME, le TRAITEMENT CURATIF.

La SIXIÈME se composera des PLANCHES et de leur
EXPLICATION.

Si quelques mots techniques étaient employés pour
éviter les répétitions si désagréables pour la pureté du
style, je m'empresserai d'en donner l'explication vulgaire, en note de renvoi au bas de la page.

Voilà donc clairement indiquée la division de ce
livre qui, ainsi arrangé, sera d'un puissant secours
pour les personnes trop peu soucieuses des conséquences terribles de certaines espèces pathologiques.

Je ferai tous mes efforts pour arriver à attirer l'attention de mes lecteurs, sur la gravité des dangers
qu'ils courent, en méconnaissant l'importance fâcheuse
de certaines affections.

C'est surtout au point de vue du diagnostic et du
traitement des chancres, dont la dualité si importante
doit être nécessairement reconnue, que j'ai cru utile
une pareille publication.

N'est-il pas du devoir des gens pratiques d'avertir
les malades lorsqu'ils se fourvoient non-seulement maladroitement, mais dangereusement? Ils ne peuvent
pas trop être instruits des dangers qu'ils courent, en se
livrant aux mains de personnes ignorantes, ou de gens
incapables de les diriger, quoique par leur profession

ils puissent paraître devoir posséder quelques connaissances pratiques.

Telle a été l'intention qui m'a animé en publiant ce
livre. Je regretterais profondément qu'on pût se mé-
prendre sur l'objet de cet ouvrage.

DE LA MASTURBATION

OU ONANISME.

Ce sujet, quoiqu'en dehors du cadre des maladies vénériennes, m'a paru devoir être placé en tête de l'ouvrage avant d'entrer réellement en matière. Ce vice étant le premier pas que la jeunesse fait dans le sentier de la dépravation des mœurs, c'est aussi celui qu'en bonne intelligence on doit lui indiquer tout d'abord.

Ce vice, si redoutable pour la jeunesse, si malheureusement aussi répandu, n'est pas une maladie par lui-même, mais il le devient par les conséquences qu'il entraîne.

On appelle masturbation l'acte qui consiste à exciter par le toucher la sensation qui se traduit chez l'homme par l'éjaculation, chez la femme par une sécrétion spasmodique des glandes vulvo-vaginales.

Cet acte purement bestial est une dérogation déplorable aux lois qui régissent les fonctions humaines ; c'est le côté dégradant de la fonction génésique (1).

Séparer la sensation de la fonction procréatrice, c'est se révolter contre toute loi morale et divine ; c'est aussi s'exposer à des remords terribles, par suite de la brutalité toujours funeste de cet acte vicieux. C'est surtout à ce point de vue que je me propose d'examiner ce sujet.

---

(1) Qui engendre.

Conséquences de la Masturbation.

On peut diviser les suites terribles de ce vice en deux classes :

1° CONSÉQUENCES MORALES et INTELLECTUELLES ;

2° CONSÉQUENCES PHYSIQUES.

Quoique les suites morales soient moins du fait de la médecine, je ne crois pas inutile de développer et surtout d'indiquer les suites graves de ce vice capital, au point de vue de l'intelligence. Ce vice est moins terrible chez les jeunes filles èt, je crois, moins répandu. Cependant il m'a été facile de me convaincre que, dans bien des cas, on ne pouvait attribuer qu'à cette funeste habitude certaines affections physiques dont je parlerai dans le chapitre consacré aux conséquences.

CONSÉQUENCES MORALES, INTELLECTUELLES. — L'enfant qui se livre à cet acte charnel perd le plus souvent la mémoire, l'aptitude à un travail quelconque de l'esprit et du corps ; mais le jeune homme qui, souvent par la peur des maladies vénériennes, continue à abuser de ce plaisir si dégradant, tombe dans un état d'hébétude, de lenteur d'esprit qui l'empêchent de saisir le plus simple des raisonnements et le jettent peu à peu dans une sorte d'apathie, d'adynamie ou d'agitation indicibles. Heureux encore lorsque ces imprudents ne sont pas dévorés par le feu qu'ils entretiennent par cette passion, dont l'érétisme les précipite dans une furie monomaniaque qui prend le nom de *nymphomanie* chez les femmes.

La plupart du temps on reconnaîtra la présence de ces mauvaises habitudes à l'anémie ou à une névropathie intense (1). Ordinairement ces signes existent en

---

(1) Douleurs générales, névralgies de tout le corps simultanément ou successivement.

même temps que les phénomènes morbides de l'intelligence. Lorsque ce vice prend des proportions plus
considérables d'intensité et d'habitude, il imprime à
toute l'économie, à tous les organes, à toutes les facul-
tés sensuelles et intellectuelles des modifications si
profondes que les malheureux ressemblent à des cadavres se mouvant à peine. Ils ne sont plus aptes au
fonctionnement des organes, aux aptitudes de l'esprit.
Ils traînent une existence complétement atrophiée.

CONSÉQUENCES PHYSIQUES. — Amaigrissement rapide;
décoloration de la peau, des gencives ; perte de vivacité
dans le regard ; démarche mal assurée ; douleurs dans
la région lombo-sacrée (1) ; atrophie des organes génitaux urinaires (verge, testicule); névralgies partielles,
telles que douleurs céphaliques, de la moëlle épinière,
du plexus sacré, de l'urèthre ; tics nerveux de la face ;
tremblements et soubressauts ; toux sèche précédant
l'invasion prochaine de tubercules dans les poumons ;
affaiblissement de la vue ; paralysie des membres infé-
rieurs ; névropathie désespérante ; voilà le bilan plus
ou moins prochain de la situation désastreuse que se
préparent les jeunes gens livrés à ce vice honteux.

N'ayant jamais eu l'intention de présenter une mo-
nographie sur ce sujet, je me suis contenté d'énumérer
les conséquences les plus sérieuses de cette habitude
funeste.

Un mot des causes et des moyens d'y rémédier.

CAUSES. — Elles sont physiques et morales.

Les causes physiques proviennent de la conformation
des organes génitaux et notamment de la verge. Ainsi
les garçons dont le prépuce recouvre par trop le gland
de la verge éprouvent des démangeaisons qui les exci-

---

(1) Region appelée vulgairement chute des reins.

tent malgré eux à se toucher. La loi de Moïse, modèle d'hygiène. pratique, avait prévu ce vice de conformation funeste à plusieurs chefs, et avait ordonné la circoncision, opération à laquelle nous convions les jeunes gens, s'ils acquièrent la certitude de cette cause très-répandue.

Chez la jeune fille, la longueur exagérée des petites lèvres ou du prépuce rudimentaire qui ordinairement recouvre le clitoris, peut amener de petites irritations qui sollicitent le chatouillement. Dans les deux sexes, le défaut de soins de toilette, qu'on ne saurait trop recommander, nuit aussi à la garantie des bonnes mœurs. Chez le garçon, comme chez la jeune fille, une constipation habituelle peut entraîner l'irritation des parties sexuelles si voisines de la portion du gros intestin. (rectum) qui retient les matières fécales.

Telles sont les principales causes physiques.

Les causes morales sont infinies et seraient difficilement décrites dans les limites de ce livre; aussi je me contenterai encore de les énumérer. La solitude ; la fréquentation trop répétée des jeunes personnes des deux sexes ; la vue d'objets d'art lassifs, de personnes de sexe différent; l'éducation mal dirigée; la lecture de livres érotiques; la paresse ; les conversations malséantes au point de vue de bonnes mœurs, etc., etc., telles sont les principales causes morales.

MOYENS PROPHYLACTIQUES ET CURATIFS. — De même que nous avons étudié les causes physiques et morales, de même les moyens d'arrêter ou de guérir ce vice doivent être physiques et moraux.

Les moyens physiques se déduisent nécessairement de l'étude des causes.

MOYENS PHYSIQUES. — Ils doivent rectifier les vices de l'économie, en annulant les causes. Ainsi l'opération de la circoncision, modifiée selon l'âge de l'individu et

la conformation vicieuse des organes génitaux, sera
conseillée et pratiquée. On devra combattre la constipation, si elle existe ; ordonner les soins de toilette et
de propreté, si l'on est persuadé que le vice tient à ces
causes ; et ainsi de même des autres états anormaux
des organes et de l'économie.

Moyens moraux. — Le chapitre des remèdes moraux,
si on peut leur donner ce nom, serait des plus vastes et
des plus intéressants. Mais les limites restreintes de
cette partie, le but principal de ce livre, me forcent nécessairement à aborder avec réserve et le moins de
détails possible ce chapitre si essentiel, si controversé
de l'éducation morale de la jeunesse.

Doit-on avertir les enfants des dangers qu'ils courent ou qu'ils courront, s'ils se laissent entraîner ?
Faut-il attendre que le vice soit révélé par des
signes apparents pour le combattre ? Questions capitales
que doivent se poser les moralistes ; problême qu'il
faut résoudre dans l'intérêt moral et intellectuel de l'espèce humaine.

Je vais y arriver bientôt, mais je dirai d'abord un
mot des moyens plus pratiques que je conseille.

On doit occuper presque tous les moments de la
journée des enfants par l'étude, par les arts d'agrément,
par les distractions, telles que promenades, récréations,
par le sommeil pas trop prolongé.

Il est nécessaire d'éviter de laisser les enfants seuls
entre eux en petit nombre ou en contact avec les objets et les personnes dont j'ai fait mention ; en un mot,
il faut empêcher que les causes sus-énoncées ne se produisent.

Quant à la réponse à faire à la question que j'ai
posée plus haut, voici carrément quelle est mon opinion.

Persuadé qu'il n'est aucun enfant, garçon ou fille,
élevé en communauté, dont les oreilles ou les yeux ne
soient tôt ou tard souillés par des excitations regretta-

bles, produites ou recherchées, je ne vois pas quel avantage on peut avoir à ne pas prévenir ces causes inévitables. L'enfant élevé chez les parents, est celui qui est le moins exposé à ces causes là; mais, d'un autre côté, il est le plus frappé par celles provenant de la paresse, du défaut d'occupation. Il est trop livré à lui-même et à la solitude.

Je suis donc d'avis de prévenir brutalement l'enfant de cet écueil contre lequel il peut briser son existence physique et intellectuelle, s'il se laisse attirer par le charme des flots qui recouvrent l'abîme.

Comme en général la crainte de la douleur, des souffrances est une puissante conseillère capable de faire réfléchir l'homme comme l'enfant, je ne crois pas me bercer dans une illusion éphémère, en assurant qu'on relèverait puissamment le niveau de la santé privée, si on fesait miroiter cette crainte en présentant de temps en temps à l'imagination de la jeunesse, les écrasantes conséquences de cette habitude odieuse. Que l'appréhension d'entrainer à ce vice des enfants ignorants et chastes ne préoccupe pas trop! A mon avis, on ne ferait que devancer de bien peu le moment redouté. S'il était possible de faire la part des deux systèmes de moralisation, on verrait bien vite lequel milite le plus ardemment, par sa vigoureuse puissance, dans cette grave question, en faveur de ma manière de voir.

Dernièrement, et je crois que l'on persiste dans cette idée, on conseillait énergiquement d'ouvrir des cours d'hygiène dans les lycées, les colléges et les institutions privées ou communales. J'ai acclamé avec joie cette innovation profondément régularisatrice.

Que l'on charge de ces cours des personnes spéciales, des médecins habitués à manier la parole, pénétrés de leurs fonctions importantes : que ces médecins frappent l'imagination des enfants par des tableaux saisissants, capables de faire chanceler les plus portés à ce funeste défaut. Que la parole autorisée à plus d'un titre de ce praticien, si souvent témoin de catastrophes affreuses sache noircir ces habitudes hideuses, flétrir ces enfants propagateurs de pareilles manœuvres immorales ; que cette parole recherche les preuves de ce qu'elle anathématise dans des considérations physiques et intellectuelles, sans s'occuper du côté religieux, que je réserve exclusivement aux ministres des divers cultes. L'enfant saura prendre plus au sérieux les avis purement médicaux, essentiellement physiologiques, auxquels il s'efforcera de se conformer pour échapper aux funestes conséquences de la masturbation. On voit tout de suite, la part que je fais à l'enseignement de l'hygiène plus autorisé à mon avis, plus puissant, plus capable d'arracher la jeunesse à ce vice qui la dégrade, que l'enseignement exclusivement moral et religieux. Que la religion relève celui qui a succombé; qu'elle cherche à le ramener dans le bon chemin, c'est son devoir, c'est son rôle divin; mais j'aime mieux voir l'hygiéniste s'occuper du soin important, susceptible de prévenir le mal, et cela en traitant ce sujet avec des détails qui sont de sa compétence et dans ses propres attributions.

Ainsi, pour conclure sur cette question, je soutiens : qu'il vaut mieux prévenir l'enfant de l'existence des écueils que vont traverser les premiers pas de sa jeunesse, que d'attendre qu'il se soit blessé dans cette route difficile, dont les apparences trompeuses semblent l'attirer, le fasciner, l'enchanter.

PREMIÈRE PARTIE

Division des Maladies dites Vénériennes.

La dénomination de *vénériennes*, attachée de longue date aux maladies contractées à la suite de l'acte dit vénérien, appelé coït, ou des contacts lubriques, contre nature, peut parfaitement être adoptée, surtout lorsque la lecture de ce livre doit aussi être conseillée aux gens étrangers à l'art de guérir. Sans m'arrêter aux divers noms historiques par lesquels on désigne ces maladies, j'accepte donc pour la clarté et la simplicité de cet ouvrage le nom de *vénérien*. Ce nom générique et collectif embrasse toutes les maladies, telles que : inflammations aiguës et chroniques des organes génito-urinaires, chancres simples et indurés, syphilides et toutes les suites de ces diverses maladies. Aussi dois-je prévenir mes lecteurs que, scientifiquement, ce mot ne préjuge rien, pas plus que le mot amaurose ne désigne une maladie, une entité morbide en ophthalmologie. Ce sont des dénominations qui n'affirment que l'ignorance de diagnostic, puisqu'elles empruntent leur appellation à la cause ou plutôt à l'effet, sans préciser l'affection organique ou diathésique. Mais du moment que ces mots servent à distinguer une classe d'affections spéciales, il est naturel qu'on puisse les admettre sans préjudice pour le nom qui indiquera l'individualité morbide.

La science syphilographique a fait de tels progrès qu'il n'est plus permis d'ignorer les différentes maladies qui composent la classe dite vénérienne, pas plus qu'il n'est permis à un médecin de ne pas savoir que les affections appelées *amauroses* ne sont que des états des diverses maladies de l'œil interne, que l'on parvient à diagnostiquer distinctement au moyen de l'ophthalmoscope, instrument d'invention très moderne, qui fait le plus grand honneur à son inventeur et à ses perfectionneurs.

Sans m'appesantir davantage sur ce sujet général, j'établirai tout de suite la division naturelle des maladies vénériennes, qui comprennent des affections presque toutes contagieuses, surtout au début.

En procédant par ordre et par rang ascendant de gravité ce sont :

L'Herpes, maladie caractérisée par de petites vésicules et dont la cause est le plus souvent étrangère à l'acte vénérien.

La Balanite ou *balano-posthite*, inflammation du gland ou en même temps du gland et du prépuce, inflammation qui pourrait aussi s'appeler *balanorrhée*, qui signifie écoulement catarrhal du gland, des deux mots grecs qui veulent dire *couler* par le *gland*.

La Blennorrhagie, ou inflammation aiguë du canal de l'urèthre, canal par où passe l'urine et le sperme, caractérisée par un écoulement muco-purulent blanc.

La Blennorrhée ou état chronique de l'inflammation dans le même organe. Cette dernière maladie prend vulgairement le nom de *goutte militaire*.

La Vaginite ou inflammation aiguë et blennorrhagique du vagin, organe de la femme, siégeant entre les parties sexuelles externes et la matrice.

L'uréthro-vaginite ou inflammation simultanée du vagin et du canal de l'urèthre, situé à la partie supérieure et antérieure du vagin.

L'Uréthrite chronique existant rarement seule, elle

co-existe toujours avec un état catarrhal chronique du vagin.

La Vulvite ou inflammation aiguë des parties externes sexuelles de la femme.

Les Végétations qui sont presque toujours la conséquence des diverses inflammations précédentes, lorsqu'elles ne sont pas les suites d'une cicatrisation de chancres, comme nous le verrons plus loin.

Ces différentes maladies forment le groupe des maladies vénériennes auquel je donne le nom d'Inflammations catarrhales des organes génito-urinaires.

Passons à un autre groupe :

Le Chancre simple non infectant, mais très-contagieux, s'accompagnant souvent de bubons ou engorgements purulents des ganglions lymphatiques.

Le Chancre induré, appelé aussi *huntérien*, du nom du premier médecin qui le signala et en fit une entité virulente. Ce chancre s'accompagne toujours d'engorgement indolent des ganglions ; il donne naissance à des accidents nombreux.

Ils peuvent tous les deux subir des transformations diverses.

Ces manifestations virulentes constituent un groupe que j'appellerai : ulcérations spéciales primitives.

Ces deux seules classes ou groupes de maladies bien différentes par leur aspect et leurs conséquences ont néanmoins une origine commune puisée dans l'acte vénérien.

C'est le seul point de contact qui puisse les assimiler.

Pour ne pas obliger à des efforts de mémoire, je décrirai dans un chapitre à part les conséquences de ces deux grandes familles pathologiques. Le lecteur saura bien par l'esprit raccorder les divers éléments de chacune des maladies qui concourent aux deux groupes et j'espère que le mode de disposition adopté dans ce livre facilitera l'étude et les recherches de tout le monde.

Voilà donc la classification réellement positive, naturelle que les progrès de la spécialité ont imposée à tout esprit observateur.

Quoiqu'en disent les auteurs qui veulent confondre les divers éléments des maladies vénériennes, à cause de quelques prétendues anomalies ; en dépit surtout des coïncidences de plusieurs maladies sur le même sujet, sur le même organe, coïncidence prise mal à-propos pour l'élément morbide, il est de notoriété pathologique que la blennorrhagie n'a rien de commun avec les chancres. Tout ce que l'on pourrait accorder à ceux qui veulent que la chaude-pisse amène des accidents chancreux, parce qu'ils repoussent l'idée du chancre du canal, c'est que le chancre du canal peut occasionner l'inflammation de l'urèthre, faire supposer que la blennorrhagie est le début des accidents syphilitiques. Pour moi ce serait tout au plus une confusion de cause et d'effet ; ceux-là ont pris bien certainement l'un pour l'autre.

N'est-il pas rationnel de supposer que le chancre passe souvent inaperçu et que ces indurations que l'on remarque souvent dans les inflammations du canal frappé de blennorrhagie, ont masqué l'induration spécifique, seul véritable introducteur de cette scène pathologique qui se prolonge à l'infini, lorsque le traitement ne vient pas mettre à la raison cet ennemi si difficile à déloger.

L'uréthroscope, instrument trop peu vulgarisé encore, saura prochainement effacer les impressions fâcheuses produites par des observations, à mon avis, incomplètes. Il a déjà dissipé bien des ténèbres dans certains diagnostics. Incontestablement cette invention perfectionnée rendra d'immenses services dans la classification précise des maladies spéciales.

Le lecteur voit dès à présent les suites redoutables d'une fausse sécurité, d'un diagnostic erroné.

Je place ici, avec intention, un tableau synoptique

que le lecteur devra consulter pour se rendre un compte exact des suites de ces maladies qui composent les deux grandes familles aux deux grands groupes. Il assistera ainsi aux diverses transformations qui font étape dans ce sentier rendu moins obscur, grâce aux lumières que je cherche à placer sur tous les points.

Quel avantage immense, si l'on pouvait diagnostiquer dès le début l'espèce de maladie dont un sujet est atteint et embrasser d'un seul coup d'œil les conséquences possibles de cette maladie.

Ce tableau indique les maladies vénériennes inflammatoires, primitives et toutes leurs conséquences, simples, bénignes, graves, redoutables, possibles sans distinction.

Les chapitres suivants indiqueront en détail, en suivant toujours l'ordre marqué dans ce tableau, ce que l'on doit connaître touchant cette filiation pathologique vénérienne.

INDIVIDUALITÉS MORBIDES

FORMANT DEUX GROUPES.

PREMIER GROUPE OU PREMIÈRE FAMILLE.

INFLAMMATIONS VÉSICULAIRES ET CATARRHALES DES ORGANES GÉNITO-URINAIRES.		CONSÉQUENCES.
	HERPES du prépuce .... » de la vulve.....	Diathèse herpétique.
	BALANITE ou inflammation du gland....... BALANO-POSTHITE ou inflammation du gland et du prépuce.......	Excoriations — végétations.
	BLENNORRHAGIE ou inflammation aiguë (chaude-pissé) du canal de l'urèthre, avec écoulement ou catarrhe muco-purulent abondant..............	Chaude-pisse cordée — végétations — bubons-ophthalmie blennorrhagique — arthrite blennorrhagique — phimosis — paraphimosis — orchite.
	BLENNORRHÉE ou inflammation (goutte militaire) catarrhale chronique du canal	Rétrécissement du canal — prostatite chronique — cystite ou inflammation de la vessie — catarrhe de la vessie — névralgies du canal.
	VULVITE..............	Rétrécissements de la vulve — végétations.
	VAGINITE ou inflammation blennorrhagique du vagin	Excoriations du col de la matrice — rougeurs et ulcérations du col — métrite — végétations — bubons.
	URÉTHRO - VAGINITE ou inflammation simultanée de l'urèthre et du vagin	Mêmes conséquences et flueurs blanches.
	URÉTHRITE chronique...	Catarrhe de vessie — rétrécissements très-rares du canal.

DEUXIÈME GROUPE OU DEUXIÈME FAMILLE.

ULCÉRATIONS SPÉCIALES PRIMITIVES.

Chancre mou, simple non infect.

Bubons ou engorgements simples ou suppurés des glandes — phagédénisme ou inflammation spéciale, devient souvent rongeur — végétations — poussée humorale.

CHANCRE INDURÉ INFECTANT DIT HUNTÉRIEN.

ACCIDENTS PRIMITIFS.	ACCIDENTS SECONDAIRES	ACCIDENTS TERTIAIRES
Induration—pléïade ou engorgement léger des ganglions en chapelet	Syphilides, terme générique comprenant : roséole ou taches rosées, érythème ou rougeur de la gorge, plaques, aphtes spécifiques, ulcères du pharynx, des amydales, de la langue, des lèvres, des gencives — croûtes et ulcérations du nez — croûtes dans les cheveux — engorgements des ganglions du cou — alopécie ou chute des cheveux — adénite du cou, des aînes, etc., — céphalalgies — névralgies diverses — iritis aiguë et chronique — accidents des organes viscéraux.	Exostoses, —perforation de la voûte du palais. Gommes. Nécroses des os. Fistules osseuses. Déviation des os. Testicule vénérien ou syphilique.
	SYPHILIDES : maculeuses, vésiculeuses (varicelle), croûteuses, papuleuses, squammeuses, bulleuses, ulcéreuses.— Diverses affections de la peau, sous l'influence syphilitique —plaques muqueuses, sèches, humides, ulcérées.	Hérédité.

Description des Maladies.

Quels sont les symptômes auxquels on pourra reconnaître les maladies que je viens de grouper dans ce tableau synoptique? A quels signes manifestes saurat-on préciser que l'on a sous les yeux telle ou telle affection vénérienne?

La description exacte de chacune des maladies fera jaillir, j'ose l'espérer, de telles clartés, que personne ne pourra dans les cas ordinaires se tromper grossièrement. Je dis ordinaires, parce qu'il se présentera toujours quelques observations, de plus en plus rares, douteuses même pour un médecin, lorsqu'il ne s'occupe pas spécialement de cette branche de l'art médical. C'est cette considération qui m'autorise à conseiller une ligne de conduite aux malades en pareille occurrence.

Je vais donc tâcher de faciliter le plus possible l'étude et la recherche des phénomènes capables de vulgariser le diagnostic.

HERPES.—L'herpes est une maladie essentiellement vésiculeuse (voir planche III figures 1 et 2). Il est constitué par de petites vésicules, siégeant sur le prépuce de la verge, rarement sur le gland, sur les grandes et les petites lèvres des parties sexuelles de la femme. Ces vésicules sont agglomérées sur un plus ou moins grand espace variant de la largeur d'une pièce de 20 centimes à celle d'une pièce de 2 francs. Il se produit d'abord une rougeur à peu près de cette grandeur, donnant naissance, au deuxième jour, à une certaine quantité de vésicules jaunâtres, dorées, de la dimension de grains de millet contenant un liquide citrin qui devient bientôt plus louche et finit par se dessécher. L'inflammation disparaît alors, et tout est dit.

Une démangeaison assez intense est la seule inquiétude qui caractérise cette éruption locale. Le propre de l'herpes est de se reproduire et de constituer ainsi une *diathèse* que j'appellerai HERPÉTIQUE. Cette maladie atteint indifféremment l'un et l'autre sexe. Chez la femme, elle réside sur les grandes et petites lèvres, sur le pubis ou mont de vénus, quelquefois au haut des cuisses dans le voisinage des organes externes. Cette affection ressemble considérablement à une éruption analogue qui envahit les lèvres de la bouche et que l'on appelle aussi herpes *labialis*, de même que l'herpes des organes sexuels s'appelle herpes *préputialis* chez l'homme, et herpes *pubis* ou *pudendi* chez la femme.

La durée de l'herpes vénérien varie de 7 à 14 jours. Son siège seul le fait classer parmi les maladies vénériennes. Cette légère maladie prend sa source dans le défaut de propreté, de toilette. Cependant on la voit souvent se développer à la suite d'un coït malpropre, pendant les règles ou après des rapprochements trop répétés dans un court espace de temps. La masturbation peut engendrer l'herpes mais plus rarement.

BALANITE. — La balanite est l'inflammation du gland (voir planche III figure 1), inflammation toujours aiguë, ayant pour cause la masturbation, la malpropreté ou un coït avec des femmes qui négligent les soins de toilette intime, ayant leurs règles ou trop étroites.

Les jeunes gens qui ne peuvent jamais ou que difficilement découvrir le gland caché par le prépuce sont sujets à cette maladie. L'accumulation des matières sébacées, produits blanchâtres qui se forment dans cette partie, est une des causes les plus accréditées de la balanite.

Le malade ressent d'abord des démangeaisons, un sentiment de chaleur dans cette partie, puis un écoulement blanc se produit et simulerait l'écoulement blennorrhagique si, par la pression de la verge, on n'arrivait à se convaincre que l'écoulement ne s'effectue pas par le canal. Si le malade ne peut pas *décalotter*, en d'autres termes si le gland ne peut pas être mis à nu, on pourrait très-bien supposer une affection blennorrhagique, car alors l'émission de l'urine devient douloureuse. Les jeunes gens sont souvent affectés de cette maladie répétée; ils ne s'en débarrassent aisément que par la circoncision, opération qui consiste à découvrir par une incision ou une excision du prépuce le gland resté caché dans le fourreau de cette peau mobile.

BALANO-POSTHITE. — Lorsque le gland et le prépuce sont affectés, ce qui est le cas le plus ordinaire (voir planche III figure 1), la maladie prend ce nom composé, qui n'est autre que la réunion des noms grecs de ces deux parties de l'organe. C'est d'ailleurs la langue étymologique des noms techniques, auxquels on ajoute la terminaison *ite* indiquant la classification des inflammations; exemple : *Balanos* veut dire en grec *gland*; *balanite*, état inflammatoire du *gland*.

Le malade et même le médecin pouvant confondre la chaude-pisse et la balano-posthite aiguë, lorsqu'il est impossible de découvrir le gland, il est prudent de tenir compte de tous les signes qui peuvent faire préciser l'affection. Pour arriver à ce résultat, il est nécessaire de faire taire l'inflammation aiguë, afin d'arriver à découvrir le gland ; car non-seulement la balano-posthite aiguë peut dissimuler une chaude-pisse, mais encore la présence de chancres capables de déterminer plus tard des accidents redoutables.

Pour le traitement de cette maladie, ainsi que de toutes les autres, je renvoie au chapitre spécial consacré au traitement curatif.

BLENNORRHAGIE. — C'est l'inflammation aiguë du canal par où passe l'urine et le sperme, appelé canal de l'urèthre, pour le distinguer des deux uréthères, canaux qui vont des reins ou glandes secrétant l'urine à la vessie, réservoir de ce liquide secrété (voir planche V figure 4). Cette inflammation peut du plus au moins être sérieuse ou bénigne. Une légère inflammation s'appellera *échauffement*, tandis que l'on nommera *chaude-pisse cordée*, celle qui est tellement intense que le canal s'indure et se contracte dans le sens de la longueur par suite de l'induration inflammatoire sous jacente.

La blennorrhagie ne tarde pas plus d'un ou de cinq jours pour se déclarer. Lorsqu'un écoulement purulent survient après ce délai, en partant du jour du coït infectant, on doit soupçonner plutôt l'existence d'un chancre que d'une blennorrhagie. Elle se manifeste ordinairement par un sentiment de chaleur, de brûlure qui devient plus sensible par l'émission de l'urine et surtout à la fin de la sortie de ce liquide.

L'urine s'échappe par jet, de côté, ou en tire-bouchon, en vrille ; elle produit une vive sensation de chaleur, de là le nom de *chaude-pisse* et tombe goutte à goutte et verticalement, si la blennorrhagie doit être intense. Bientôt apparaît un suintement de liquide épais et blanchâtre, ressemblant à du lait très crêmeux, s'échappant par le méat ou extrêmité terminale du canal. Le sentiment de chaleur redouble, la verge se tuméfie le plus souvent, et les malades qui ne décalottent pas sont pris de balanite, au point qu'on ne peut plus distinguer si l'écoulement se fait par le canal ou s'il n'est seulement que le suintement muco-purulent de la surface du gland et du prépuce.

Le jet de l'urine est très douloureux, fréquemment stimulé, et dès lors un écoulement purulent se produit abondant et jaune-verdâtre. C'est cette dernière teinte qui domine sur les linges souillés par le muco-pus blennorrhagique.

CAUSES. — Cette maladie est le plus souvent, pour ne pas dire toujours, le résultat d'un coït impur, c'est-à-dire d'un rapprochement avec une femme atteinte de vaginite ou d'uréthrite aiguës, rarement d'une affection chronique, qui peut néanmoins, par l'excès du coït, reprendre les propriétés contagieuses. Quelquefois la cohabitation avec une femme ayant des pertes blanches abondantes, un catarrhe leucorrhëique de l'utérus (matrice), ou bien encore avec une femme ayant ses règles peut produire une blennorrhagie, dont l'acuité peut ne le céder en rien aux maladies contractées par suite d'un coït virulent. Je m'empresse de rassurer mes lecteurs en leur affirmant que dans ces conditions l'affection cède plus facilement.

L'excès de boisson, de bière surtout, peut-il engendrer une chaude-pisse ? Je ne le pense pas, malgré l'opinion de quelques auteurs. Tout ce qui pourrait arriver ce serait d'assister à une recrudescence sérieuse chez des malades atteints d'écoulement chronique, de la goutte militaire ou blennorrhée.

Un auteur très compétent raconte qu'un ecclésiastique, s'étant rencontré chez un ami avec une femme adorable, fut pris le lendemain de cette longue et chaste entrevue , d'un écoulement si violent, qu'il fut suivi d'un orchite très sérieuse. Je me demande si ce récit fantaisiste doit incomber à la crédulité et à l'autorité de l'homme de la science, ou plutôt à la narration peut-être intéressée du malade. Tout au plus aurais-je pu m'expliquer une inflammation du testicule par l'accumulation complaisamment surexcitée du sperme dans l'organe qui secrète ce liquide. Ce serait donc, s'il faut admettre l'explication de ce malade, un amas trop considérable ou une supersécrétion génétique.

Un coup porté sur le trajet du canal, sur la verge ou la partie prostatique, siégeant entre les parties et l'anus, au périnée, peut amener un écoulement par effet traumatique. Mais il n'y a là rien de vénérien évidemment..

Diagnostic.—Il serait très difficile de confondre cette maladie avec la balano-posthite, lorsqu'on a sérieusement observé et étudié les divers symptômes que je viens d'indiquer. Le degré d'inflammation différencie également la chaude-pisse de la blennorrhée toujours consécutive de l'état aigu. L'écoulement est quelquefois sanguinolent, ce sont les cas les plus intenses. Les chancres du canal, surtout le chancre mou, peuvent donner lieu à une méprise, si l'observateur ne tient pas compte de certains moyens de diagnostic. Ainsi le chancre produit un petit écoulement, plus liquide si le chancre est mou, plus grisâtre, moins abondant, moins continu, moins laiteux. La verge se tuméfie quelquefois en un seul endroit, là où siége le chancre ; le méat du canal n'est pas ou est peu enflammé. C'est le contraire dans la blennorrhagie (Voir planche V, fig. 1).

En pressant entre le pouce et l'index la verge, on détermine une douleur à l'endroit du chancre, et si le chancre est induré, on a bientôt la certitude de son existence par la sensation de l'induration sous les doigts explorateurs et surtout par l'observation de la pléiade inguinale ou adénite non inflammatoire des ganglions de l'aîne, dont un seul, un peu plus engorgé, est quelquefois légèrement douloureux.

Si le chancre est simple, mou, on soupçonnera sa présence par l'apparition de quelques filets sanguins, l'inflammation vive du milieu de la verge, l'engorgement aigu d'une glande lymphatique de l'aîne, à droite ou à gauche, peut-être des deux côtés. L'inoculation pourrait aussi servir de moyen de diagnostic, moyen qu'on ne devra employer que dans des cas très difficiles.

Si l'emploi de l'uréthroscope se vulgarisait, on obtiendrait des éclaircissements matériels bien précieux.

Je suis carrément opposé à l'opinion de ceux qui prétendent que la blennorrhagie est toujours virulente et bien distincte de l'uréthrite simple. Pour moi, je ne vois aucune différence spécifique, aucun signe de distinction, si ce n'est dans le degré d'intensité. La confusion vient à coup sûr de l'existence de chancres dans le canal. Je suis convaincu que l'uréthroscope donnera raison à la théorie que je soutiens ardemment. J'ai vu si souvent des uréthrites contractées dans des conditions de bonne hygiène devenir très-intenses et prendre toute l'allure d'une blennorrhagie classique, que je ne puis de bonne foi établir une distinction aussi tranchée que celle admise par certains auteurs, tels que Thiry, MM. Belhomme et Martin, Jausseaume, etc. Aussi je déclare rejeter énergiquement ces opinions, détronées par l'observation de tous les jours ; et je me range avec conviction parmi ceux qui, omettant volontairement de parler de cette distinction, admettent la théorie, seule pratique de l'homologation. Le plus ou moins d'intensité, voilà la seule distinction à faire ; le traitement doit être institué sur ce pied unique.

Toute inflammation du canal est une blennorrhagie plus ou moins intense, une Uréthrorrhagie *aiguë.* De même, *toute vaginite aiguë est une inflammation blennorrhagique, une* Vaginorrhagie plus ou moins intense.

Les malades frappés d'*uréthrorrhagie* ou de *vaginorrhagie* subiront une maladie d'autant plus intense, d'autant plus grave, d'autant plus rebelle au traitement, qu'ils l'auront prise au contact d'un sujet placé dans de très-mauvaises conditions ou atteint lui-même d'inflammation spéciale vive. Cela saute aux yeux les moins clairvoyants ; c'est certainement ce qui a pu amener une certaine confusion. Il est hors de toute contestation qu'une femme atteinte de vaginite intense occasionnera à l'homme mis en rapport avec elle de graves symptômes inflammatoires. À part cette distinction, je ne puis soupçonner aucun signe spécifique.

J'admets la dualité chancreuse, parce que l'observation de chaque jour me la fait sauter aux yeux ; je re-

pousse la dualité blennorrhagique, parce que l'observation la combat à chaque instant.

BLENNORRHÉE. — Cette maladie est toujours la
conséquence de la blennorrhagie. C'est un état chronique succédant à l'état inflammatoire du canal, qui est
désigné sous le nom de blennorrhagie ou uréthrorrhagie (1). Le symptôme prédominant est l'écoulement
blanchâtre, moins opaque, tachant le linge en verdâtre,
moins intense que dans l'état aigu. Très-souvent cet
écoulement n'est apparent et sensible que le matin,
parce que l'émission de l'urine a été retardée par suite
du sommeil prolongé de la nuit. Si le malade ne pis-
sait pas de 6 à 8 heures pendant le jour, il obtiendrait
la sortie de la goutte significative après ce laps de
temps.

Lorsque la blennorrhée est réduite à une simple
goutte que l'on aperçoit le matin en se levant et avant
d'uriner, elle prend vulgairement le nom de *goutte
militaire*. Ordinairement, les deux lèvres du méat
urinaire sont collées, soit le matin, soit quelquefois
dans le jour, si le malade est resté quelque temps sans
uriner. Dans la blennorrhée, l'émission de l'urine est
indolore, les érections se produisent sans gêne ni douleur, le méat est sans inflammation, sans rougeur,
quelquefois même très pâle. Ce dernier symptôme est
quelquefois très utile à observer pour instituer un
traitement efficace.

L'écoulement plus muqueux que purulent peut
augmenter sous diverses influences, telles que l'excitation des organes sexuels par le coït, la masturbation,
la continence même, les boissons trop abondantes, l'introduction d'une sonde opérée trop brusquement. Dans

---

(1) Je prie mes lecteurs de ne pas s'offusquer des répétitions de
définitions des mots techniques; c'est un moyen de faire retenir
plus facilement les détails des connaissances nécessaires à l'étude
des maladies vénériennes.

ces cas, la douleur reparaît ; la sortie de l'urine, l'éjaculation du sperme sont douloureuses. Nous verrons plus tard que la blennorrhée, comme la blennorrhagie, peut occasionner l'orchite.

La cause est toujours une blennorrhagie. C'est la suite de l'état aigu. Il faut se méfier de ces états dits chroniques qui se manifestent d'emblée ; ce sont des états pathologiques graves, qui n'ont aucun point de contact avec les maladies vénériennes. La spermatorrhée, le suintement prostatique ou *prostatorrhée* sont des maladies bien distinctes et qui doivent toujours être soupçonnées dans ce genre de début.

Maladies Inflammatoires Vénériennes
chez la Femme.

VULVITE.— C'est l'inflammation des parties sexuelles externes de la génération. C'est l'inflammation des grandes et des petites lèvres, du voile de l'hymen, s'il existe encore, où des caroncules myrtiformes, replis frangés de la membrane hymen déchirée, du méat urinaire, du clitoris, organe de la sensation vénérienne et des ouvertures des canaux bulbaires, petits pertuis placés au pourtour de l'entrée du vagin.

Cette inflammation est caractérisée par de la rougeur intense, un sentiment de chaleur douloureuse, et bientôt par un écoulement de même nature que celui dont j'ai parlé à-propos de la balanite. En écartant les lèvres, on arrive facilement à diagnostiquer la maladie, car, en arrière des caroncules myrtiformes, on aperçoit le rosé plus ou moins pâle, naturel de la muqueuse vaginale.

Cette affection n'est pas rare chez les vierges, surtout lorsqu'elles ne croient pas devoir, par pudeur, observer certains soins de propreté, de toilette, seuls capables de déterger les parties externes, toujours garnies de matières sébacées irritantes. D'autres fois, cette maladie toute locale est amenée par la masturbation répétée. C'est là une des moindres conséquences de ce vice.

VAGINITE. — On appelle vaginite toute inflammation aiguë de la muqueuse du vagin (voir planche V, fig. 2). Tout le monde sait qu'on nomme vagin, du mot *vagina*, qui veut dire fourreau, tout l'espace compris entre les parties externes de la femme et la matrice qui fait saillie à travers le cul-de-sac de la muqueuse plissée dont est tapissé ce fourreau. En enfonçant l'index, on parvient presque toujours, surtout là femme étant debout, à toucher un corps arrondi qui arc-boute le doigt. C'est le col de la matrice qui donne cette sensation. Donc, la longueur de l'index d'un adulte mesure en moyenne la profondeur du vagin.

Cette inflammation, qui peut être consécutive à celle de la vulve, est ordinairement le résultat d'un coït infectant. Cependant chez la femme déflorée l'inflammation du vagin peut avoir d'autres causes, telles que le coït répété, le contact de pertes blanches utérines, l'état de grossesse, les ulcères du col de la matrice

Ces inflammations, quoique de causes différentes, peuvent occasionner la blennorrhagie chez l'homme et même d'une manière très intense.

Cette inflammation est caractérisée par une rougeur très vive du vagin, une douleur brûlante, exaspérée par l'introduction de la verge ou du doigt ; par un écoulement très abondant blanc-verdâtre, tachant fortement le linge et amenant la tuméfaction et la rougeur des parties externes et quelquefois du haut des cuisses. L'émission de l'urine, quoique moins douloureuse que chez l'homme, occasionne un sentiment de chaleur, de brûlure même qui gagne les parties externes, et cette inflammation procure souvent de la fièvre, de la soif et de l'embarras gastrique. Ces derniers symptômes ne se montrent que dans les cas très-sérieux, très-intenses. La vaginite aiguë passe rarement à l'état chronique; lorsque ce dernier état succède surtout au premier, c'est seulement le canal de l'urèthre qui est atteint et qui seul donne la preuve de l'existence de cette maladie. Je parlerai de ce moyen de diagnostic à propos de l'uréthro-vaginite chronique.

URÉTHRITE.—C'est l'inflammation du canal de l'urèthre. Dans les vaginites, cette inflammation est presque fatale. Les dispositions anatomiques de ce canal, son méat qui se trouve en rapport avec le vagin par sa position, ne peuvent pas le mettre à l'abri d'une inflammation muco-purulente envahissant la vulve et le vagin. Le suintement blanchâtre du canal, l'émission douloureuse des urines sont les signes capitaux de cette maladie, rarement isolée.

URÉTHRO-VAGINITE. — Cette inflammation, qui n'est autre que la vaginite doublée de l'inflammation concomitante de l'urèthre, ne mériterait aucune mention particulière, si l'étude de l'état chronique ne m'avait forcé à indiquer cette entité morbide succédant à l'état aigu. C'est donc l'uréthro-vaginorrhagie tout simplement. Passons à l'état chronique.

URÉTHRO-VAGINITE CHRONIQUE. — Ici les signes offerts par l'inspection de l'urèthre sont les seules manifestations de la maladie. Se priver de l'observation du canal serait se départir du seul moyen de diagnostic, surtout chez la femme soumise, qui cherche toujours à dissimuler cet état des organes sexuels. En effet, c'est l'écoulement seul s'effectuant par l'urèthre qui fait soupçonner celui du vagin. On peut blanchir, déterger par des injections, des tamponnements médicamenteux tout le vagin, mais la difficulté se présente réellement pour le canal seul. Aussi en introduisant l'index ou le doigt médius jusqu'au fond du vagin et en le ramenant en pressant sur la paroi supérieure et antérieure on ramène une goutte de muco-pus, qui indique un état maladif chronique. Cet état, masqué en partie, peut être plus sérieux qu'on ne pense, et dans ces cas il est toujours sage et prudent de retenir les femmes au moins en observation. J'insiste sur cette ruse des filles soumises parce qu'elle me fait indiquer à mes lecteurs un des principaux symptômes de cette affection.

L'émission de l'urine est toujours indolore, l'écoulement est peu abondant, blanchâtre, très clair et pourrait bien passer pour des pertes blanches peu abondantes, si l'inspection de l'urèthre ne précisait la nature réelle de la maladie.

Cet état chronique est toujours le résultat de l'état aigu; c'est la forme la plus difficile à guérir, surtout chez les femmes lymphatiques, anémiques.

Chancres.

On appelle chancre tout ulcère ou plaie avec perte de substance, ayant un caractère spécifique, c'est à dire des signes qui le distinguent de tout autre ulcère ou plaie.

Il est essentiel de connaître les signes de spécificité.

Un des caractères essentiels de ces ulcères est de ne jamais reproduire que des ulcères de leur espèce. C'est ce signe distinctif qui a fait établir la classification si nécessaire des chancres. Par leur nature, leur aspect, leurs conséquences, leurs symptômes concomitants, il ne peut venir à l'esprit de personne de confondre les deux différentes espèces caractéristiques. La dualité

des virus est chose tellement péremptoire et inébranlable, qu'un auteur ne devrait insister sur cette dualité
de virus que pour la forme, s'il n'avait à convaincre
souvent certains lecteurs et surtout les malades, dont
l'esprit et le discernement en pareille matière ont
besoin de jalons positifs et de certitudes à l'appui.
C'est pour avoir négligé d'atteindre à cette conviction
populaire, que certains livres ont été publiés en pure
perte au point de vue du résultat réellement pratique
et véritablement salutaire.

La question primordiale est celle que pourront résoudre les lecteurs en pouvant distinguer l'espèce de
chancre qu'ils auront à examiner.

Et si d'un côté j'insiste sur ce point capital, si de
l'autre côté je réprouve si énergiquement ces médicastres plus soucieux de remplir leur coffres que de
guérir vite et sûrement les malades, qui illégalement
et sans conscience se chargent de traiter sans savoir
l'alpha de la science syphilographique, c'est que j'ai
assisté bien des fois à de tristes épreuves concluantes
au point de vue des conséquences affreuses résultant
de ce défaut de diagnostic sérieux et nécessairement
pratique.

Lorsque les malades, ainsi fâcheusement trompés, se
voient obligés de recourir à un spécialiste, ils ont alors
toutes les peines du monde pour réparer le temps
perdu au détriment de leur santé, lorsque leur situation
n'est pas irréparable.

On ne peut donc pas trop insister sur ce danger si
fréquent et si regrettable. Deux rails se présentent indiqués par la nature du chancre, si l'aiguilleur chargé
seul de la direction du voyageur donne à parcourir une
voie pour l'autre; celui-ci est nécessairement dévoyé et
arrivera fatalement à une catastrophe, si le signal de
détresse n'est point donné à temps.

C'est pour empêcher ce désastre aux malades qu'on
ne saurait trop faire toucher la différence radicale qui

existe entre le chancre *simple, non infectant, mou,* et le chancre *induré,* infectant, début de la syphilisation constitutionnelle.

Tout repose sur cette dualité, qu'il est si important de bien diagnostiquer au point de vue des conséquences, du traitement et de la confusion terrible qui peut résulter de l'ignorance de ce fait primordial.

CHANCRE SIMPLE. — Le chancre simple, comme l'indique la planche I, figure 1, est un ulcère plus ou moins grand, variant de la largueur d'un demi petit pois à celle d'une pièce de cinq francs et plus quelquefois, surtout s'il est compliqué. La forme est plus souvent irrégulière que régulière. Les bords sont taillés à pic, souvent décollés, renflés de sorte que l'ouverture est plus étroite que son fond. Ils sont rougeâtres, violacés, et le fond en est grisâtre, chagriné, pointillé de rouge.

Le chancre simple est souvent multiple, formant quelquefois une couronne autour du gland et surtout à la réunion du gland et du prépuce. Qu'il soit seul ou multiple il débute par une rougeur, une vésicule, une écorchure qui prennent rapidement des dimensions plus fortes, et arrive dans peu de jours à une largeur plus ou moins considérable. Le chancre simple est celui qui présente l'aspect le plus mauvais, qui donne le plus de douleur et enflamme souvent le prépuce au point d'occasionner un phimosis. Les malades sont effrayés de l'aspect et des symptômes du chancre simple, et cependant qu'ils sachent bien que c'est le chancre le moins fâcheux et dont la guérison, une fois obtenue, est inébranlable, certaine et termine définitivement la scène morbide.

Procédant de la maladie la moins redoutable à celle qui l'est le plus, je décrirai le chancre induré, dont l'armée des accidents consécutifs est inombrable, après avoir parlé du chancre simple, plus repoussant, plus douloureux, mais considérablement moins grave.

Le chancre simple repose sur une plus ou moins large surface ; mais cette surface sous-jacente est toujours molle, facile à presser entre les doigts explorateurs qui chercheront à rapprocher les lèvres de cette plaie.

C'est le chancre qui a été décrit depuis les temps les plus reculés, par des auteurs qui ne disent aucun mot du chancre induré, infectant, dont l'origine en Europe est plus récente. Ces esprits profondément observateurs, dont les écrits sont parvenus jusqu'à nous, auraient indubitablement su distinguer les différences capitales de ces deux genres d'ulcères. N'est-ce-pas là une preuve indirecte, mais qui frappe par sa vérité, de la moderne importation de ce virus spécifique qui engendre la *vérole?*

Le chancre mou suppure beaucoup, s'enflamme facilement et se reproduit par contact sur le même individu avec une grande facilité. Il est rare, lorsqu'il atteint une certaine étendue ou qu'il est multiple, qu'il ne donne lieu à une adénite ou gonflement inflammatoire d'un ou plusieurs ganglions voisins, superficiels ou profonds, selon le siège et la gravité du chancre ou des chancres.

Parfois la base des chancres peut présenter une certaine dureté qui, souvent, n'est que le résultat de l'inflammation ou des topiques irritants dont on se sera maladroitement servi. C'est l'opinion de l'éminent professeur de syphilographie à Paris, M. Ricord, qui a su faire de cette partie de la médecine une science presque mathématique.

Cette induration inflammatoire, qui se présente aussi dans d'autres plaies ou ulcères non spécifiques, pourrait amener une confusion regrettable ; mais avec un peu d'habitude et de tact on ne saurait s'en laisser imposer par cette legère et rare complication.

Le chancre n'est pas toujours arrondi, surtout lorsqu'il devient rongeur. Souvent le chancre est allongé, déchiqueté, en forme de fissure surtout à l'anus, aux fesses et aux lèvres des parties sexuelles de la femme.

Il arrive que le même malade présente des chancres simples dont un est induré ; dans ces cas, rares d'ailleurs, le médecin peut, surtout lorsqu'ils sont cachés, dans le fourreau d'un phimosis, dans l'urèthre, ne pas établir un diagnostic bien exact. Les ganglions engorgés, la pléiade, puis les accidents consécutifs rappelleront bientôt l'observateur à la vérité. D'autres fois, le chancre induré au début peut-être détruit sur place par le phagédénisme dont nous parlerons au chapitre des conséquences ; dans ce cas, l'infection est déjà produite quand le malade, porteur d'un chancre, se présente à l'observation. Ce sont des faits très-rares et qui peuvent encore être décélés par l'attention portée sur les aînes et l'apparition des accidents syphilitiques, si cette destruction n'a pas été produite en temps opportun.

CHANCRE INDURÉ, appelé aussi HUNTÉRIEN, INFECTANT. C'est le chancre vraiment redoutable. Il infecte toujours l'économie. Même emportée dès le début par un violent caustique, sa virulente essence aura déjà pénétré dans le corps, si l'induration a existé, *l'induration étant le certificat d'infection constitutionnelle.*

Dès l'apparition de cet accident primitif, on ne doit plus avoir souci que de la plus ou moins grande évolution d'accidents consécutifs qui se manifesteront sûrement si le malade n'est soumis à un traitement spécial. Je ne pense pas que le chancre soit le résultat de l'infection, mais bien le premier terme occasionnant et affirmant l'infection. J'insiste sur cette restriction pathogénique parce qu'elle me paraît capitale et qu'elle vient énergiquement attester l'efficacité des cautérisations vives au début des chancres, avant l'apparition des signes qui affirment l'infection. Presque toujours l'induration n'apparait que quelques jours après le débutde l'ulcère ; dans ce cas ne doit-on pas tenter cette cautérisation qui emportera sur place le virus infectant. Je pense avec M. le professeur Ricord, de Paris, qu'il est toujours salutaire de tenter la destruction sur place de l'ulcère chancreux qui, ramené à un élément simple, donne, sous l'énergique influence du caustique, une plaie vulgaire, facile à guérir. Je déclare donc qu'en admettant le doute scientifique sur ce sujet, il ne sera jamais prudent, qu'on le sache bien, d'attendre des signes affirmatifs, si le malade s'est présenté à temps. Il serait imprudent de ne pas déroger en pareille matière au conseil du sage qui prétend que, dans le doute, on doit s'abstenir.

Ces considérations, quoiqu'ayant trait plutôt au traitement qu'à la description de la maladie, m'ont paru devoir être tout d'abord indiquées et placées ici, parce qu'elles sont nécessaires à l'intelligence de la distinction des deux virus, qui peuvent être ramenés à un seul élément par une cautérisation énergique à emporte-pièce. Cela dit, revenons à la description des signes différentiels, distinctifs du chancre induré.

Le chancre induré débute par une petite rougeur qui, vue à la loupe, présente l'aspect d'une élevure de l'épiderme, avec un très fort grossissement artificiel. Cette élevure vésiculeuse a l'aspect chagriné ou plutôt l'apparence d'une surface très petite bosselée, brunâtre. Quoiqu'en disent certains auteurs accrédités et peut-être de bonne foi le chancre induré ne reste pas de vingt à vingt-cinq jours pour se produire après un coït infectant. A mon avis, c'est là l'exception la plus rare. S'il en était ainsi, qui oserait soutenir que le chancre est le premier mot de l'introduction de l'infection. Sans doute, que s'il faut s'en rapporter à certains cas exceptionnels, à certains dires des malades, on accepterait ce mode d'évolution; mais lorsqu'on s'est occupé sérieusement de l'observation de bon nombre

de cas présentant plus tard de l'induration, dont le
début n'était séparé du coït infectant que de trois ou
quatre jours, il me semble répugnant d'admettre une
aussi longue incubation. Aussi, pour grouper les cas
les plus extrêmes, doit-on dire que le laps de temps
écoulé entre le coït infectant et l'apparition du chancre induré peut varier de quatre à vingt jours. Au delà
de ces limites extrêmes je ne vois qu'une observation
incomplète, exagérée ou basée sur les affirmations trompeuses des malades. Pour moi, l'incubation est locale,
sans retentissement dans l'économie ; pour moi, l'évolution chancreuse se fait sur place et n'atteint un développement *apparent* qu'après quelques jours. Il en
est du virus chancreux comme de celui de la vaccine. Le
vaccin porté par piqûre sur un bras ne commence à se
montrer qu'après quatre ou cinq jours. La petite inflammation produite par la lancette s'efface, il ne reste
qu'un point imperceptible à l'œil nu, ne se décelant
que par la trace du sang extravasé ; puis au quatrième
ou cinquième jour la vésicule apparait et progresse lentement. L'évolution chancreuse me parait identique.
Je suis persuadé que si des inoculations pouvaient être
produites en grand nombre d'individus à individus,
l'observation attesterait une évolution semblable et conforme à l'opinion que j'émets.

L'apparition du chancre est d'autant plus rapide
que l'inoculation se fait sur des surfaces plus ou moins
surexcitées, à épiderme fin, à épithelium soulevé ou
déchiré, à plaies plus ou moins déchirées ou éraillées.

Tenant compte de ces circonstances on peut affirmer
que le chancre débute en général vers le huitième ou
neuvième ou dixième jours après le coït. L'apparition
plus distancée du chancre me parait plus virtuelle que
réelle.

Une fois visible il grandit lentement, souvent le
chancre demeure très petit, presqu'imperceptible. Il
est plus profond que le chancre simple, en tenant

compte bien entendu des rapports de surface. Il a la forme d'un enfoncement plus développé au centre qu'aux bords. Il est gris, ne saigne jamais au début, n'est pas ou peu douloureux. Il se recouvre bientôt d'une matière pultacée, grisâtre, très adhérente ; il gagne plutôt en profondeur qu'en largeur, ce qui est le contraire pour le chancre simple ; ses bords ne sont jamais enflammés à moins qu'il siége sur une partie exposée au frottement.

Il est ordinairement seul, solitaire ; cependant il ne faut pas admettre cette manière d'être comme étant la règle. Les exceptions sont tellement nombreuses qu'elles perdent cette dénomination. Souvent une large surface est recouverte de petites élevures ayant l'aspect des vésicules herpétiques et l'on assiste bientôt à une induration en masse qui semblerait faire croire à la présence d'une multitude de petits chancres indurés.

Ce phénomène n'est autre chose que le suintement épidermique du virus chancreux, trop diffus pour amener un ulcère, une plaie avec une perte de substance.

D'autres fois le chancre se recouvre de croûte, de sanie humorale ; ces croûtes tombent, se reproduisent jusqu'à ce qu'il se forme un ulcère ou une réparation toujours indurée.

Quelquefois le chancre s'indure considérablement, il s'élève au-dessus du niveau tégumentaire et prend la forme d'un tubercule élevé, s'appelant chancre élevé, *elevatus*.

La présence du chancre induré ne répudie pas celle du chancre simple. Ne serait-ce pas de ce fait pathologique qu'aurait pu naître l'observation du chancre que MM. Laroyenne et Rollet, de Lyon, appellent CHANCRE MIXTE. Je vois dans ce fait nouveau une preuve nouvelle de la dualité du virus chancreux. Ces deux affections ne se neutralisent pas, comme le reconnaissent les observateurs lyonnais.

Pour montrer plus efficacement la différence notable et pratique qui sépare bien distinctement le pouvoir malin de ces deux virus, je prie le lecteur de jeter les yeux sur le tableau synoptique suivant où sont mises en regard les différences saisissantes de ces deux individualités, de ces deux entités morbides.

TABLEAU SYNOPTIQUE DIFFÉRENTIEL

INDIQUANT LA DUALITÉ CHANCREUSE.

___

CHANCRES.

CHANCRE MOU NON INFECTANT.

Plus ou moins grand, plus large que profond.

A bords rougeâtres, taillés à pic, décollés, en forme d'emporte-pièce.

Grisâtre, saignant facilement.

Reposant sur une base toujours molle.

S'enflammant très-facilement.

Se reproduisant facilement sur le même individu.

Presque toujours douloureux.

Pouvant difficilement cacher sa présence.

Se cicatrisant difficilement.

S'accompagnant presque toujours de bubons qui suppurent facilement.

Ne laissant aucune trace dans l'économie après sa guérison locale.

Pouvant être contracté à plusieurs reprises.

Ne nécessitant pas de traitement interne.

CHANCRE INDURÉ DIT HUNTÉRIEN-INFECTANT.

Plus ou moins petit, plus profond que large.

A bords applatis, taillés en biseau, adhérents, en forme de capsule.

Très-gris, quelquefois croûteux, saignant difficilement.

Reposant sur une base toujours dure, parcheminée.

S'enflammant très-difficilement.

Ne se reproduisant pas sur le même individu.

Rarement douloureux.

Pouvant passer inaperçu, surtout chez la femme.

Se cicatrisant assez rapidement.

Ne s'accompagnant qu'exceptionnellement de bubons, s'accompagnant toujours nécessairement d'engorgement ganglionnaire à l'aîne, en chapelet.

Laissant toujours des traces après sa guérison, notamment l'induration sur place et des accidents syphilitiques plus ou moins nombreux.

Ne pouvant être contracté qu'une fois ; le contraire étant l'exception dont l'authenticité est encore à produire classiquetmen.

Nécessitant un traitement interne prolongé.

Le chancre induré est toujours le résultat d'un contact infectant, de l'inoculation d'un chancre de même espèce.

Lorsqu'un malade soumet à l'observation d'un praticien un chancre induré à quelle place qu'il soit situé, ce praticien peut affirmer, sans crainte d'être démenti par les faits, que ce chancre a été nécessairement communiqué par un chancre de même nature.

Et si le médecin ou l'individu malade ne peuvent découvrir sur le sujet infectant l'ulcère ou l'accident indurés, ils peuvent encore affirmer que les manifestations ont disparu, par quelle cause que ce soit, si toutefois la difficulté de découvrir le chancre petit et se cachant dans les replis de la muqueuse du vagin, ne fausse pas la découverte du siége du virus. Dans ces cas douteux, on observerait prochainement, si l'on pouvait suivre le sujet coupable d'infection, des signes consécutifs évidents.

DEUXIÈME PARTIE

━◦◦◦━

Conséquences des Maladies Vénériennes.

━◦◦◦━

Pour donner plus de clarté à ce chapitre, le nom des maladies sera imprimé en grosses capitales, celui des conséquences en petites capitales.

HERPES.—La fréquence de l'herpès irrite quelquefois les parties externes de la femme, le prépuce et le gland chez l'homme. Il survient des rougeurs (voir la planche III, figure 1) qui ont toujours un fond rougeâtre très-vif. Il peut même en résulter une gangrène des parties sexuelles, fait très rare et qu'il suffit de signaler tant cette complication est peu commune.

Le plus souvent la fréquence et le retour de l'herpès occasionne la diathèse herpétique.

Diathèse herpétique. — C'est l'habitude que contracte l'économie de se couvrir de vésicules d'herpès à plusieurs reprises et à des intervalles inégaux. Dans cette affection, le traitement local ne suffit plus, il faut recourir à une médication interne, générale. Il n'y a absolument rien de virulent dans cette affection, qui peut se produire par l'effet d'un coït répété ou malpropre ou par l'effet d'excitation quelconque des organes génito-urinaires. Il est nécessaire néanmoins de prévenir les gens du monde, contre ces affections vésiculeuses qui pourraient être prises pour le début de chancres. Des praticiens recommandables se sont même mépris sur la nature de l'herpès et j'ai assisté, pour ma part, à un fait qui est toujours gravé dans ma mémoire. Il s'agissait d'un jeune homme porteur d'une inflammation locale, recouverte de petites vésicules, qu'un spécialiste crut être un herpès. L'induration, la pléiade survenant, ce praticien fut forcé de confesser bientôt son erreur.

BALANITE.— La balanite et la balano-posthite peuvent donner lieu à des pertes séminales répétées, à cause des démangeaisons et du prurit qui excitent les fonctions des organes sexuels.

Comme effet moral, ces maladies peuvent déterminer des idées de masturbation, toujours très-funestes aux individus des deux sexes. A ce propos, je répète qu'il est très-utile de faire entrevoir aux jeunes gens les terribles conséquences de cette habitude malheureuse, provoquée ou non par les irritations des organes sexuels.

BALANO-POSTHITE, VÉGÉTATIONS. — L'inflammation séparée de chacune de ces deux parties des organes externes sexuels de l'homme, l'inflammation simultanée de ces deux portions de la verge, produisent quelquefois des végétations qui n'ont aucun caractère malin. Dans aucun de ces cas, elles pourraient être considérées comme syphilitiques. Ce sont tout simplement de petites excroissances de chair, se produisant sur la peau ou la muqueuse excoriées, dénudées de l'épiderme ou de l'epithelium (1), ulcérées même. Chez les jeunes filles vierges, un écoulement leucorrhéique peut même en produire.

---

(1) L'épiderme et l'epithelium peuvent être vulgairement confondus sans danger, au point de vue anatomique, car ce sont deux éléments presqu'identiques, qui recouvrent extérieurement l'un (l'épiderme) la peau, et l'autre (l'epithelium) les muqueuses.

La balano-posthite peut aussi entraîner la gangrène du prépuce, qui, étant frappé de sphacèle, s'ulcère et laisse quelquefois à découvert une partie du gland que l'on voit au-dessous.

La malpropreté ou d'autres causes irritantes peuvent occasionner cet accident redoutable, cependant assez rare.

BLENNORRHAGIE.— L'inflammation blennorrhagique du canal de l'urèthre s'accompagne souvent de phimosis et de paraphimosis et des complications suivantes :

PHIMOSIS. — Le phimosis est la difficulté ou plutôt l'impossibilité de décalotter, de découvrir le gland en ramenant le prépuce en arrière de cette partie terminale arrondie de la verge. Cet accident, lorsqu'il ne peut être promptement guéri, oblige le malade à se laisser pratiquer l'opération de la circoncision, dont je parlerai au chapitre du traitement.

PARAPHIMOSIS.— C'est le contraire du phimosis. Après que le gland aura été un peu brusquement découvert, ou d'autres fois par suite de l'inflammation, le prépuce étrangle la verge à tel point que la partie en dehors de cet étranglement s'engorge, s'œdématie, s'enflamme violemment et peut aussi être frappée de gangrène. C'et accident, plus redoutable que le précédent, peut entrainer un sphacèle capable de faire détacher par lambeau une bonne partie de la verge.

BUBONS.— On appelle bubon toute inflammation ou plutôt tout engorgement d'un ganglion lymphatique ou d'une glande. Le mot adénite signifie la même chose ; mais pour différencier l'inflammation, sans cause blennorrhagique ou syphilitique, de celle qui est occasionnée par les maladies vénériennes, on a distin-

gué le bubon simple ou adénite simple du bubon vénérien ou adénite vénérienne. Je reviendrai sur cette
distinction à propos des bubons consécutifs aux chancres. Si j'ai parlé de cette complication, à propos de la
blennorrhagie, c'est pour ne pas jeter les lecteurs
dans une confusion surtout préjudiciable aux gens du
monde.

Le bubon est-il le résultat de la chaude-pisse simple
ou bien de celle se compliquant de chancre dans le
canal de l'urèthre? Pour moi, cette dernière opinion
doit prévaloir. On doit néanmoins faire une restriction
qui consiste à voir quelquefois apparaître des bubons
très-enflammés, suppurants même dans une blennorrhagie simple, par suite de l'inflammation vive de la
muqueuse du canal et du gland ; mais jamais, dans ces
cas, le pus du bubon ne pourra inoculer des chancres.
En d'autres termes, le pus pris sur un bubon suppuré
purement blennorrhagique ne reproduira jamais un
chancre même simple, mou. Le plus souvent ces bubons prétendus vénériens ne sont que de simples engorgements des ganglions qui accompagnent le cordon
enflammé, lui aussi, et engorgé dans la blennorrhagie.

Le cordon est un assemblage anatomique des éléments nerveux et sanguins, tels que veines, artères,
nerfs, conduits spermatiques, canaux lymphatiques,
qui se rendent aux testicules ou en sortent. Ce cordon
suit le pli de l'aîne jusqu'à l'ouverture de l'anneau inguinal par où il pénètre dans l'abdomen.

Ce n'est donc plus qu'une simple adénite qui donne
le change sur la nature des bubons. Les engorgements
n'ont rien de spécial, ils ne doivent leur origine qu'à
une inflammation par voisinage, par disposition anatomique, de même que les plaies de la cuisse, de la
jambe, du pied s'accompagnent quelquefois de bubons
à l'aîne.

ENGORGEMENT ET INFLAMMATION DU CORDON. — Ce double et simultané phénomène morbide consécutif très-souvent à la blennorrhagie se montre presque toujours dans les chaude-pisses aiguës ou chroniques compliquées d'orchite. On peut dire que dans ces cas c'est plutôt un effet de l'orchite, de l'inflammation du testicule que celui de la blennorrhagie, cause évidemment primordiale.

L'engorgement du cordon se produit tout aussi bien par l'effet d'une orchite traumatique, non vénérienne, que par celle qui résulte de la maladie vénérienne.

Cette inflammation du cordon est souvent suivie de l'œdème de cet organe composé, sans que pour cela la gravité augmente. La douleur et la tension des aînes sont les seuls ennuis de ces complications.

CHAUDE-PISSE CORDÉE. — Cette complication n'est autre chose que le paroxysme de l'inflammation catarrhale du canal produisant une contraction permanente ou momentanée des parties constituantes de l'urèthre. Souvent cette conséquence masque la présence d'un chancre induré. C'est ainsi qu'on peut expliquer l'explosion d'accidents syphilitiques à la suite de vives blennorrhagies. Pendant cette complication la verge est souvent en érection et prend alors une direction anormale, coudée, recourbée tantôt et le plus souvent en haut, tantôt par côté, tantôt et rarement en bas.

ABCÈS DU CANAL. — Les observations d'abcès du canal dans les blennorrhagies sont rares, elles le sont moins dans les blennorrhées. On doit cependant les signaler puisque ces abcès se présentent quelquefois. Cet accident se termine le plus souvent par l'ouverture de l'abcès à travers la verge et parfois donne lieu à des fistules uréthrales, qui méritent un traitement particulier et habilement dirigé.

BLENNORRHÉE. — L'inflammation chronique du canal, la goutte militaire ont des conséquences particulières, outre celles qui lui sont communes, avec la blennorrhagie ou inflammation aiguë. Ce sont :

RÉTRÉCISSEMENTS. — Quelquefois les malades, le public en général, veulent trouver la cause des rétrécissements dans l'emploi d'injections affectées à la guérison des chaude-pisses. Cette erreur grossière et fausse a tellement cours qu'elle sera difficilement déracinée par les affirmations les plus scientifiques basées sur l'observation de tous les jours. Ce qui tend surtout à la confirmer dans le peuple, ce sont les assurances produites par ces prétendus *guérisseurs* de maladies vénériennes.

A les entendre c'est toujours le médecin qui a tort, il s'est trompé, on a donné des injections trop fortes. Tout au plus si l'on pourrait, sans cependant l'attester, en accuser les injections de nitrate d'argent, à dose un peu élevée. D'ailleurs, malgré la haute autorité de M. Ricord, peu de praticiens osent se hasarder à employer de fortes injections qui occasionnent d'atroces douleurs, sans atteindre le résultat qu'on attend de l'emploi de la méthode dite abortive.

Il n'en est plus de même des effets des catarrhes interminables, de ces gouttes militaires, de ces blennorrhées, qui décèlent la production morbide des surfaces internes du canal. Ces petites inflammations chroniques partielles ou totales amènent l'endurcissement, l'induration des parties constitutives du canal, occasionnent des soulèvements, des boursouflures, une espèce de gaufrage dans la portion membraneuse et prostatique du canal; engendrent des brides, des valvules en forme de croissant dans la portion spongieuse ou bulbeuse de ce même canal. L'urèthre a de petits rétrécissements naturels, notamment à la jonction des portions membraneuse et spongieuse ou bulbeuse, coude placé sous les os du pubis. Ces rétrécissements s'exagèrent sous l'influence de la blennorrhée et donnent lieu à de sérieux étranglements.

Comme preuve de ce que j'avance, j'ajouterai que, sur cent malades atteints de rétrécissements, quatre-vingt-quinze avouent qu'ils ont gardé pendant long-temps un suintement du canal, une vraie goutte mili-taire. Chez la plupart de ces malades, la guérison de l'une des deux maladies entraîne nécessairement celle de l'autre. La fréquence d'une terminaison commune ne frappe-t-elle pas l'esprit de ceux qui nient encore la corrélation des deux individualités morbides.

Les rétrécissements seront problables lorsqu'on portera depuis longtemps une *gonorrhée*, terme impropre de la *blennorrhée*, de l'uréthrorrhée, car le mot gonorrhée veut dire, d'après l'étymologie grecque, écoulement de sperme, de semence.

Le malade atteint de rétrécissement pisse difficilement et souvent ; le jet est quelquefois interrompu, plus ou moins fin et de longue durée. Quelques gouttes tombent à la fin de l'émission de l'urine, alors que le malade croyait avoir complètement fini d'uriner. Il éprouve parfois comme une sensation de pesanteur sous les testicules, près de l'anus, à la région appelée *périnée*.

Les rétrécissements eux-mêmes ont des conséquences terribles, puisqu'ils amènent la rétention complète d'urine, pour la guérison de laquelle des opérations graves sont nécessaires.

Il peut aussi résulter de ces rétrécissements des fistules uréthrales donnant passage accidentellement à l'urine pendant qu'elle est expulsée et même au produit leucorrhéique blanchâtre de la blennorrhée.

RETOUR A LA BLENNORRHAGIE. — Quelquefois, sous l'influence du coït répété ou d'autres causes irritantes, la blennorrhagie passe de nouveau à l'état aigu et reprend son caractère contagieux. Le médecin lui-même provoque ce retour quelquefois ; mais quoiqu'en disent quelques auteurs il n'est pas nécessaire de ramener cet état aigu pour débarrasser le malade de l'inflammation chronique du canal.

ORCHITE. — L'orchite blennorrhagique, la seule qui doive nous occuper ici, peut se manifester pendant l'inflammation aiguë, comme pendant l'inflammation chronique. Dans ces cas, l'inflammation se propage de proche en proche ou par métastase, points de départ de deux théories qui ne changent rien au résultat, qui est toujours l'orchite. Ces théories peuvent être soutenues toutes les deux. Je pencherais plus volontiers pour l'inflammation de proche en proche, excitée souvent tout d'un coup, soit par une fatigue, soit par l'excitation involontaire des testicules, soit par l'effet seul de la maladie des muqueuses des canaux éjaculateurs s'abouchant dans le canal de l'urèthre déjà malade.

Ordinairement c'est le testicule gauche qui est atteint. Tout le monde sait que cette partie est plus pendante que la droite ; serait-ce à cette disposition anatomique que le testicule gauche devrait ce triste privilége ?

Le droit est frappé quelquefois d'orchite ; mais ils le sont rarement tous les deux à la fois. Cette très rare exception tient probablement à ce que les deux parties sont complètement isolées et recouvertes chacune par des membranes ou sacs qui les séparent entièrement. Chacun des testicules a un conduit déférent qui monte à travers le canal inguinal dans le cordon jusqu'à la vésicule séminale, là il se réunit à un canal venant de cette vésicule, forme avec lui le canal éjaculateur du sperme qui se rend de cet organe dans le canal de l'urèthre où il s'ouvre comme celui du côté opposé sur la partie antérieure du *verumontanum* par deux orifices distincts.

L'orchite débute quelquefois brusquement par des douleurs vives, croissantes ; le volume du testicule envahi, augmente sensiblement ; la queue ou extrémité du peloton testiculaire devient dure, très sensible et donne lieu à ce que l'on appelle une *épididymite* ou inflammation de l'épididyme, queue du testicule. Cette induration persiste longtemps après la guérison de l'orchite et atteste que le malade a eu une orchite plus ou moins intense.

Le malade éprouve la sensation d'un poids considérable ; il est tourmenté par des douleurs pongitives, quelquefois atroces. Souvent l'écoulement blennorrhagique disparaît subitement pour reparaître après la guérison ou l'amélioration de l'orchite ; ce qui appuierait l'opinion des partisans de l'inflammation de proche en proche, que je partage franchement.

Il est en effet plus logique d'adopter une raison anatomique, consistant à penser que l'inflammation catarrhale a pris une voie accidentellement différente, c'est à dire celle des canaux éjaculateurs, puis le conduit déférent et enfin le testicule. Cette propagation me parait se confirmer par les douleurs vives des cordons et même dans les côtés du ventre, tout près et en dehors de l'ouverture interne des canaux inguinaux, où siégent les vésicules séminales. Le volume du testicule et celui des enveloppes testiculaires devient double, triple de l'état normal. La douleur s'irradie quelquefois jusqu'à la cuisse.

Hydrocèle. — C'est l'hydropisie ou accumulation de liquide séreux, de sérosité plus ou moins albumineuse dans les enveloppes du testicule. Ordinairement la sérosité se produit immédiatement autour du testicule, sous la tunique albuginée la plus résistante, la plus fibreuse des membranes. C'est cette résistance qui produit la douleur par compression, à cause de la composition anatomique fibreuse de la tunique albuginée. Cette disposition anatomique a donné l'idée d'un procédé opératoire de guérison énergique et efficace.

Cette maladie, qui peut se développer en dehors de

toute cause vénérienne, est souvent le résultat, non pas directement de la blennorrhagie, mais de l'orchite, surtout si cette inflammation récidive.

Pour ma part, je n'ai jamais observé une hydrocèle, sans que le malade qui en était porteur ne m'ait avoué avoir eu des écoulements répétés, une ou plusieurs orchites. Chez les enfants on ne peut pas évidemment invoquer ces causalités.

Cette maladie se reconnait au volume de la partie envahie : elle a la forme le plus souvent d'une poire, d'un sac plus volumineux en bas, quelquefois en haut. La résistance à la pression ; le défaut de douleur sous cette influenee ; la place occupée par le testicule déterminée par l'observateur; la fluctuation, c'est-à-dire cette sensation de poussée de liquide que l'on manifeste, rarement il est vrai dans l'hydrocèle, lorsqu'on presse avec le doigt ou la main des deux côtés opposés de la tumeur ; enfin l'expérience de la lumière qui consiste, l'appartement étant rendu obscur, à placer une bougie allumée contre le testicule du côté opposé à l'œil de l'observateur , qui perçoit une transparence jaunâtre ou rougeâtre n'existant pas quand la tumeur est solide, tous ces signes, dis-je, affirment l'existence de l'hydrocèle.

La ponction avec un trocart explorateur fin est le moyen le plus sûr de constater et l'hydrocèle et la nature du liquide. Cette ponction est complètement inoffensive.

PROSTATITE. — La prostatite est surtout produite par la blennorrhée, la goutte militaire. Cette inflammation est presque toujours chronique et ses conséquences deviennent terribles surtout dans un âge avancé.

Par l'effet de la tuméfaction des diverses parties de cette glande, qui a la forme d'une châtaigne, le canal de l'urèthre qui traverse cet organe se rétrécit et donne lieu à des accidents sérieux et souvent incurables. Cependant on verra au chapitre du traitement les ressources immenses que la chirurgie moderne a mises entre les mains des médecins, lorsque le malade docile se conforme aux prescriptions qui lui sont faites.

Cette maladie se reconnait aux signes suivants : douleurs profondes pendant l'émission des urines, surtout au début, à cause des efforts que répète le malade pour parvenir à uriner ; douleurs sourdes au périnée ; sentiment de pesanteur entre les testicules et l'anus, surtout près de cet orifice ; forme des excréments qui se laissent déprimer, en sortant, par la tumeur prostatique faisant saillie au-dessus des muscles sphincters de l'anus.

Si l'on presse sur le périnée, on sent au toucher que la prostate a augmenté de volume, sensation bien plus manifeste si l'on introduit le doigt dans le rectum ou fondement. La pression détermine toujours de la douleur. Le malade éprouve de la gêne et même une certaine douleur en s'asseyant. Cette affection, presque toujours chronique, reste le plus souvent inaperçue d'abord et ne se révèle que par le jet plus ou moins fin et interrompu de l'urine, phénomène qui pourrait faire croire à l'existence de la pierre.

Souvent lorsque le malade consulte un médecin, la maladie date déjà de longtemps et présente la plus grande difficulté pour être guérie.

CATARRHE VÉSICAL. — Cette maladie est rarement occasionnée par les inflammations vénériennes. C'est le plus souvent la composition chimique anormale des urines, la présence de graviers, de *calculs* ou pierres, qui provoquent cette affection. D'autres fois ce sont des coups, des chutes sur le périnée, le séjour trop prolongé du siège sur un banc dur. Le catarrhe de vessie est la chronicité de la *cystite* ou inflammation de la vessie. Une fois atteint de ce mal, l'individu marche péniblement le plus souvent, il éprouve dans le bas ventre et au fondement des douleurs vives intermittentes provoquées par les contractions du réservoir de l'urine. Il est invité fréquemment à uriner ; il urine peu, avec douleur, surtout à la fin du jet ou lorsqu'il ne rejette que quelques gouttes. La verge se tuméfie parfois et le malade arrive fatalement à l'incontinence d'urine. Les urines sont chargées, déposent considérablement. Ces dépôts contiennent abondamment du pus, des globules de sang, des mucosités, souvent des filaments organisés. Elles répandent une odeur ammoniacale très-forte, mais plus souvent une odeur fade, nauséabonde, se rapprochant de celle du pus en décomposition.

Les érections sont douloureuses, lorsqu'elles ne sont pas anéanties par suite de l'affaiblissement de tout l'organisme, surtout lorsque la maladie a une longue durée.

Ophthalmie blennorrhagique. — Cette ophthalmie ne se développe jamais spontanément, d'elle-même, sans contact (voir planche IV, figures 1 et 2). C'est par contagion, c'est-à-dire par le transport du muco-pus inflammatoire de la blennorrhagie, par quelle voie que ce soit. Ce sont les parties externes de l'œil qui sont seules atteintes.

Sauf chez les enfants nouveau-nés, la contagion se produit le plus souvent par l'imprudence des malades qui, après avoir touché ou la verge ou la vulve frappées de blennorrhagie, portent involontairement les doigts à l'œil, sans avoir pris la précaution d'essuyer leurs mains. Le muco-pus de la blennorrhée n'offre pas cette fâcheuse propriété. Cependant il est toujours prudent de veiller à des soins de propreté à ce sujet.

Des baisers lascifs portés sur les parties sexuelles de la femme infectée peuvent, en mettant en contact les yeux avec les susdits organes enflammés, occasionner les mêmes accidents. La répulsion que ne sauraient trop éprouver les personnes qui se respectent à l'encontre de pareilles caresses repoussantes devrait écarter ce genre de contact.

L'enfant nouveau-né, en passant au détroit inférieur au moment de l'accouchement, peut très-facilement contracter une ophthalmie simple ou double, si la mère est atteinte de blennorrhagie.

L'accoucheur, quand il sera convaincu de l'existence d'une vaginite, devra enduire le vagin de matière grasse, huileuse afin de garantir les yeux de l'enfant du contact immédiat de la muqueuse chargée de muco-pus infectant. On doit précipiter un peu la sortie de l'enfant et laver, dès la section du cordon, les yeux avec attention.

L'emploi de la glycerine a rendu et rendra de grands services dans ces cas. On doit la préférer à l'huile, parce qu'elle se dissout et se décompose dans l'eau sans l'intervention du savon. J'ai l'habitude de oindre de ce produit moderne mes mains ainsi que les parties internes et externes de la femme et la face du fœtus. Cette ophthalmie toujours considérablement purulente, comme on peut s'en rendre bien compte par les figures 1 et 2 de la planche IV, est caractérisée par l'inflammation vive et rapide des paupières, de la conjonctive qui tapisse les paupières et la section antérieure du globe oculaire. L'œil le plus souvent reste fermé; les paupières sont très-rouges, œdématiées, gonflées, et, dès le deuxième jour, un écoulement purulent, mal lié, blanc-jaunâtre s'effectue à travers l'ouverture des paupières et surtout aux angles ou commissures. La conjonctive est très-rouge, boursouflée et la cornée transparente est enfoncée au milieu de cette exubérance conjonctivale inflammatoire.

L'inflammation est si sérieuse, si rapide, si corrosive que, parfois, l'œil s'ulcère, se vide, se fond par suite de plaies pénétrantes ulcératives de la sclérotique ou partie blanche du globe de l'œil, mais surtout de la cornée transparente ou portion ronde, qui laisse voir les couleurs de l'iris, enchassée dans la sclérotique, comme un verre de montre dans le métal de la montre. Les douleurs sont alors très-vives, intolérables, la perte de la vue est à peu près certaine. Chez les enfants nouveau-nés les deux yeux sont souvent pris.

L'existence de la blennorrhagie chez le malade, chez la femme qui a mis au jour un enfant atteint de ce mal, la confession de rapports lubriques, de caresses malséantes doivent mettre le médecin sur la voie du diagnostic. Lorsqu'un praticien est consulté pour une ophthalmie violente, aiguë, purulente, il doit toujours s'enquérir de l'état présent des organes sexuels.

ARTHRITE BLENNORRHAGIQUE. — C'est l'inflammation aiguë ou chronique d'une ou plusieurs articulations chez un malade atteint de blennorrhagie. La tuméfaction douloureuse, le gonflement d'une articulation, l'empâtement de la peau avec difficulté ou impossibilité de flexion doit éveiller l'attention du malade et du médecin. Il est admis à juste titre que ce n'est que l'inflammation de l'urèthre qui produit ce phénomène morbide, cette complication. A l'appui de cette théorie, on peut invoquer l'explosion d'arthrites survenues à la suite du cathétérisme, de l'introduction de sondes dans le canal.

Velpeau répondait avec son autorité professorale à ceux qui prétendent que les balsamiques, tels que baume de tolu, de copahu, du Pérou, etc., sont causes de l'arthrite, que cette complication est souvent survenue chez des malades vierges de toute médication ayant pour base ces substances. Cette autorité nous dispense de réfuter une si grossière erreur généralement répandue et accréditée par les charlatans et guérisseurs qui exploitent la crédulité populaire.

C'est l'articulation du genou qui est le plus souvent affectée ; les autres le sont plus rarement. Le cou-de-pied ou articulation *tibio-tarsienne* est quelquefois atteinte; mais c'est souvent lorsque déjà celle du genou a été envahie. L'articulation de la cuisse sur le bassin, articulation *coxo-fémorale*, peut-être aussi enflammée. Sauf ces trois articulations on a rarement ou mal observé l'envahissement blennorrhagique dans d'autres articles. M. Rollet, de Lyon, donne comme signe concomitant une inflammation de la cornée transparente de l'œil, qui peut laisser des taches après sa résolution. Quelle que soit l'autorité de l'ancien médecin de l'Antiquaille, j'attribue cette coexistence plutôt à l'irritation que pourrait occasionner le contact involontaire et non soupçonné du muco-pus blennorrhagique qu'à l'effet de l'inflammation articulaire.

Végétations, Excoriations.— La blennorrhagie, par la coexistence très-fréquente de l'inflammation du gland et du prépuce, peut amener des excoriations superficielles, puis des végétations qui naîtront sur ces surfaces dénudées en voie de cicatrisation. Ces végétations se reproduisent facilement sur le même individu, si surtout elles sont humides, lubréfiées, arrosées par le muco-pus blennorrhagique. Rien ne peut faire admettre leur *contagiosité*, lorsqu'elles ne sont pas sous l'influence d'un virus syphilitique. Le chapitre traitant de la contagion contiendra quelques remarques à ce sujet. (Voir la planche IV, figures 1 et 2.)

VULVITE. — La vulvite ou inflammation aiguë de la vulve (entrée du vagin et parties externes sexuelles de la femme) peut occasionner l'*engorgement des ganglions inguinaux* qui rarement entrent en suppuration et le *rétrécissement de la vulve.*

Engorgement des ganglions. — Les ganglions engorgés se dégorgent dès que la vulvite est guérie et il ne reste aucune trace. Cette maladie se reconnait à la tuméfaction des ganglions inguinaux qui deviennent quelquefois douloureux et ne suppurent que par exception excessivement rare.

RÉTRÉCISSEMENT DE LA VULVE. — Cette fort rare complication n'est pas précisément une maladie, car l'effet du coït ramène bientôt ces parties à la dimension normale, appropriée au volume du membre viril. C'est donc un effet mécanique qui se dissipe sans médication, sans manœuvre chirurgicale.

VAGINITE. — Cette inflammation, analogue de la blennorrhagie chez l'homme, produit les complications suivantes :

BUBONS — ENGORGEMENT DU LIGAMENT ROND. — La vulvite et la vaginite peuvent se compliquer de l'engorgement du ligament rond, espèce de cordon partant des grandes lèvres et passant sous le rudiment d'anneau inguinal chez la femme, canal fort peu important dans ce sexe. Cet engorgement est une conséquence bien bénigne de ces deux maladies.

Il en est de même du bubon, qui cependant aurait plus de gravité, si l'on ne tenait compte de la rareté de son apparition. Ces bubons sont insignifiants si la vaginite ne masque pas des chancres dans les replis de la muqueuse ou sur le col de la matrice. Ce que j'ai dit du bubon, à propos de la blennorrhagie, trouvera aussi sa place ici, en tenant compte, bien entendu, de sa moindre fréquence.

EXCORIATION DU COL DE LA MATRICE. — Le séjour prolongé de l'utérus dans une atmosphère leucorrhéique, blennorrhagique peut déterminer sur cet organe des rougeurs, des excoriations, des végétations, peut-être même des ulcérations. Le col de la matrice baignant au milieu du muco-pus éprouve une macération inflammatoire qui a pour effet le soulèvement et la rougeur de l'epithelium, épiderme des organes non revêtus de peau. Cet epithelium se détache et laisse à nu la surface de la muqueuse, des fibres même constitutives du col, du tissu utérin. Quelquefois cette surface continuant à être en contact avec la sécrétion catarrhale, s'ulcère et peut prendre un caractère inquiétant, début des ulcérations si communes du col, des cancers, comme je l'ai exposé dans une brochure, à propos des pertes blanches, de la leucorrhée (1). La présence de ces excoriations, des végétations, des granulations, des ulcérations du col de l'utérus ne se décèlent par aucune douleur, ce qui fait que souvent à la suite de leucorrhées simples ou blennorrhagiques les malades, se croyant bien guéries, n'ont nul souci de cette affection intercurrente utérine qui peut plus tard revêtir des caractères pathologiques très-sérieux.

URÉTHRITE. — L'inflammation du canal de l'urèthre chez la femme ne s'observe qu'exceptionnellement seule. Elle accompagne presque toujours la vaginite aiguë et persiste, comme je l'ai dit, après la guérison de la vaginite. Passant à l'état chronique comme la vaginite, elle occasionne rarement des rétrécissements.

RÉTRÉCISSEMENTS DU CANAL DE L'URÈTHRE CHEZ LA FEMME. — L'urèthre, chez la femme, composé d'une seule portion membraneuse, n'ayant pas à traverser de glande, puisque la prostate manque dans ce sexe, se rétrécit très-rarement pour ne pas dire jamais. D'ailleurs, il est plus large que celui de l'homme, beaucoup plus court ; circonstances favorables, qui repoussent toute idée de formation de constrictions organiques.

CYSTITE.—CATARRHE VÉSICAL.— Ces deux affections, souvent successives, sont rares chez la femme. Elles présentent les mêmes symptômes, mais avec moins de

---

(1) *Conseils pratiques sur les maladies de matrice.* — Paris, 1862, Adrien Delahaye, éditeur.

gravité, moins de tenacité et plus de facilité pour la guérison. L'absence de prostate ne contribue pas peu à mener à bonne fin ces maladies, lorsqu'elles viennent compliquer la vaginite.

VÉGÉTATIONS. — C'est lá conséquence la plus ordinaire des vaginites aiguës graves (voir planche VI, ffgures 1 et 2). Par suite du soulèvement de l'epithelium muqueux, on voit survenir de nombreuses, larges ou étroites excoriations erythémateuses, d'un rouge plus vif, sur lesquelles naissent et se développent des excroissances, des végétations. On voit ces végétations se développer à l'infini, rapidement, et envahir surtout la vulve et la partie antérieure du vagin. Lorsque ces produits saignent, ils se multiplient très-facilement et très-vite. Les malades se rendront facilement compte de l'existence de ces végétations. Il est très-aisé de les reconnaître. Elles sont rouges ou rosées sur les muqueuses, blanchâtres lorsqu'elles siégent sur la peau, prennent la forme de grains de millet, d'agglomération superposées de petits tubercules, affectant l'aspect grossièrement exact de certains légumes, tels que choux-fleurs, poireaux, etc. D'autres fois elles sont agminées, rassemblées par plaques. Lorsqu'elles s'élèvent sur des surfaces encore très-enflammées, elles suintent et se reproduisent d'une manière effrayante.

URÉTHRO-VAGINITE AIGUE ET CHRONIQUE. — Ce que j'ai dit de l'uréthrite peut s'appliquer à la vulvo-vaginite et à l'uréthro-vaginite qui ne sont que la concomitance, la réunion simultanée, presqu'obligée des trois maladies dont je viens de décrire les conséquences et les complications en détail.

CHANCRES.— Dénomination classique qui comprend deux espèces bien différentes de chancre, comme je l'ai dit plus haut.

CHANCRE SIMPLE, MOU. — Ce chancre non infectant, plus douloureux que le chancre induré, plus large, présente les conséquences suivantes :

PHAGÉDÉNISME. — Lorsque le chancre mou est affecté de cette inflammation spéciale, il passe à la couleur rouge lie de vie, il présente des bords enflammés qui se décollent, se rejettent en dehors. Ils sont souvent détruits par la gangrène. Ils prennent alors une couleur brunâtre ressemblant en partie à la teinte que présente la cautérisation par la poudre de Vienne. Bientôt le pus devient plus abondant, mal lié, sanieux, rougeâtre ; les parties environnantes s'œdématient, s'empâtent et la surface du chancre augmente le plus souvent très rapidement en largeur plus qu'en profondeur.

Sous cette transformation maligne le chancre prend donc le caractère rongeur régulièrement ou irrégulièrement. Dans ce dernier cas on l'appelle serpigineux, surtout s'il ronge en queue, en pointe.

Les progrès de destruction sont souvent très rapides, à tel point qu'on voit sous peu de temps une partie de la verge, des grandes, des petites lèvres détruites autour de ces chancres. Ce sont ces effets destructeurs qui amènent des fistules vésico ou recto-vaginales chez la femme et des gangrènes de la verge chez l'homme ainsi que des fistules uréthrales. On a vu des chancres rongeurs perforer au bas ventre toute l'épaisseur de la paroi abdominale.

Malgré la gravité locale de cette complication, le chancre phagédénique est guérissable, et une fois guéri, toute la scène pathologique est terminée. Toute conséquence se tait, la réparation et la cicatrisation marchent rondement. Quelquefois les traces du caractère rongeur persistent sur place, mais la cicatrisation n'en est pas moins formelle.

DIPHTÉRITISME OU COUENNE. — Le chancre se recouvre

parfois d'une fausse membrane, d'un tissu lardacé, couenneux, ayant l'aspect du blanc d'œuf très cuit. Cette transformation plus rare que le phagédénisme fait donner le nom de diphtéritiques ou de couenneux à ces chancres ainsi modifiés.

Le chancre ne change pas pour cela d'espèce ; on l'observe surtout dans les hôpitaux ; ce qui me fait croire que cet état anormal chancreux pourrait bien avoir quelque ressemblance avec la *pourriture d'hôpital*. Au point de vue de la gravité, on ne doit s'en inquiéter qu'à cause de la plus grande difficulté de guérison. Il faut guérir l'état couenneux, puis le chancre mou. Cette complication prolonge le traitement et retarde la cicatrisation.

VÉGÉTATIONS. — Les chancres mous et notamment ceux qui siégent à la vulve, à la fourchette chez les femmes, sur la rainure balano-posthique de la verge, sur le prépuce, au frein, surtout lorsque le malade ne peut pas décalotter, produisent souvent des végétations qui acquièrent d'assez grandes proportions (voir planche IV, figures 1 et 2). Ces productions morbides sont des excroissances naissant sur la cicatrisation du chancre ou sur les érosions amenées par le pus qui séjourne aux environs des chancres car le chancre mou est rarement solitaire. Je n'établis aucune différence entre les végétations de cette nature et celles résultant de l'inflammation blennorrhagique.

POUSSÉE D'HUMEURS SIMPLES. — Quelquefois, à la suite de chancres nombreux, de longue durée, il survient des éruptions d'humeurs dans toutes les parties du corps. On dirait que le pus des chancres mous a envahi l'économie, a frappé d'un coup de fouet les humeurs, qui sous cette impulsion se manifestent un peu partout. Ces faits, quoique rares, méritent une certaine mention, parce qu'ils peuvent induire en erreur les praticiens. Peut-être ne doit-on voir dans cette poussée humorale qu'une simple coexistence ; toujours est-il qu'elle doit être signalée afin d'éviter des erreurs de diagnostic toujours regrettables.

Une loupe puissante peut faire découvrir facilement la vérité, parce qu'avec son secours on reconnait aisément la forme et la couleur des cellules contenant une humeur claire ou brunâtre, sans coloration spécifique. A la simple vue on peut certifier que ce ne sont que des manifestations d'humeur par la facilité de reproduction, la forme multiple et la similitude qu'elles offrent avec les croûtes ordinaires. Elles saignent facilement et s'agrandissent avec rapidité. Leur cicatrisation ne se fait pas longtemps attendre et elles disparaissent sans laisser de traces.

Bubons. — La complication, la conséquence appelée bubon est excessivement fréquente chez les malades atteints de chancres mous (voir planche II). D'après les statistiques les plus sérieuses, le bubon compliquerait le chancre environ soixante fois sur cent. D'après mes observations, ce rapport devrait être élevé à soixante-quatorze pour cent. Le bubon ne suppure pas toujours ; mais pour peu que le malade fatigue, marche, cette complication ne tarde pas à se faire jour. C'est surtout à l'aîne que se montre le bubon ou engorgement ganglionnaire ou adénite vénérienne. Cependant si le chancre siégait aux lèvres de la bouche, aux joues, au gosier ce seraient les ganglions du cou et sous-maxillaires qui seraient frappés d'engorgement.

Comme le chancre siége le plus souvent aux parties sexuelles les plus souvent exposées au contact vénérien, ce sont naturellement les glandes situées aux aînes ou inguinales qui se tuméfient, s'enflamment et suppurent parfois. C'est probablement cette fréquence qui a fait donner le nom de bubon ou *boubon*, qui signifie en grec *aîne*, à l'engorgement des ganglions, quelle que soit la place qu'ils occupent.

Ce n'est pas toujours la douleur qui révèle la présence du bubon, ce sera plutôt la sensation d'un corps dur survenant à l'aîne, au cou ou ailleurs. Bientôt la douleur arrive, la petite tumeur qui est d'abord dure augmente considérablement et se ramollit pour entrer prochainement en pleine suppuration, manifestée par la fluctuation ou le ramollissement central. Si l'inflammation et la suppuration sont vives, quelques légers frissons surviennent. Le repos suffit pour empêcher l'évolution de cette tumeur ou bubon. C'est très souvent par ce simple moyen que l'on prévient la suppuration.

Une fois celle-ci établie, l'issue du pus finit toujours par se faire à travers les tissus de dedans en dehors, si le traitement ne facilite pas brusquement cette sortie du pus. D'autres fois le pus est absorbé sur place ; ce sont les cas les plus rares.

La plaie naturelle ou artificielle peut se transformer elle-même en chancre simple et le pus est alors très-contagieux. Cette complication me parait due à une autre cause dont je parlerai au chapitre de la *contagion*, des *voies* et *moyens* de cette contagion.

Le bubon s'affaisse dès que le pus est sorti et même quand la suppuration s'établit. Si l'ouverture de la plaie ne prend pas les caractères physiques et contagieux du chancre mou, s'il ne se phagédénise pas, le bubon guérit promptement sous l'influence d'un traitement local rationnel ; les bords s'affaissent, la suppuration cesse et il ne reste que la trace de l'ouverture. Le bubon est souvent double, de chaque côté, aux deux aînes où il peut aussi être multiple exceptionnellement.

Si le sujet est très lymphatique, le bubon peut devenir strumeux, complication qui mérite un traitement diathésique spécial.

Ordinairement le bubon, quand il est seul, se montre du côté du chancre ; ainsi il est à droite si le chan-

cre est à droite de la ligne *médiane*, ligne fictive qui
divise le corps humain de la tête aux pieds en deux
parties égales ; s'il est à gauche, il est à gauche. Cette
loi que des observateurs accrédités ont cru devoir
promulguer, subit de si nombreuses exceptions, qu'elle
ne doit plus régir l'étude du bubon.

Quelquefois le bubon survient longtemps après la
guérison des chancres. Dans ces cas voici souvent ce qui
s'est passé. Le malade, pendant la durée du chancre,
n'a pas éprouvé d'engorgement aux ganglions ou bien
n'a pas pris garde à un début de bubon, qui a passé
inaperçu, grâce au repos observé pendant l'évolution
chancreuse. Mais une fois le chancre guéri, les avis du
médecin sont inobservés, les craintes du malade s'éva-
nouissent et celui-ci reprend son travail habituel,
s'observe moins. Aussi prochainement, sous cette influence de fatigue souvent exagérée, ce petit ganglion
inaperçu est excité, tourmenté dans les mouvements
nécessités par la marche, il montre alors le nez et
vient frapper d'étonnement le malade tout stupéfait de
sa présence. Aussi lorsque cette apparition est tardive,
le malade jure ses grands dieux qu'il ne sait d'où lui
vient ce bubon. J'ai entendu des malades affirmer
avec l'accent de la plus charmante bonne foi qu'ils
n'ont jamais eu qu'une écorchure, que des chancres
volants, petites niaiseries dont le défaut de toute
gravité n'avait jamais pu jeter le trouble dans leur
esprit.

Après de pareils et de si étonnants raisonnements
peut-on ajouter foi à ceux qui rangent ces observations
parmi les cas de bubons d'emblée.

Je suis convaincu que si le bubon ne trouve pas
sa raison d'être dans l'existence d'une plaie à la cuisse,
à la jambe ou au pied, dans la certitude d'une fatigue
exagérée, dans l'usage d'une chaussure trop étroite, il
doit être nécessairement attribué à un chancre apparent ou caché dans l'urèthre. J'ajoute qu'il en est de

même dans la plupart des cas de bubon survenant pendant le cours d'une blennorrhagie ou d'une goutte militaire. Cette opinion n'infirme en rien celle qui veut que la blennorrhagie, par les seuls effets d'un écoulement inflammatoire, puisse produire des bubons. Mais ces derniers ne sont jamais contagieux, inoculables.

L'adénite ou engorgement des ganglions peut se prolonger sous l'influence du tempérament, comme je l'ai déjà dit. J'ai dit aussi que dans ces cas le traitement devra plutôt s'adresser à la diathèse qu'au bubon lui-même.

CHANCRE INDURÉ, INFECTANT. — Les conséquences de ce chancre, qui seul donne la syphilis constitutionnelle, sont innombrables. Elles se divisent en plusieurs classes, qui répondent chacune à des caractères communs groupés et se succédant presque fatalement. C'était d'ailleurs l'opinion de ceux qui ont appelé *accidents consécutifs* les suites du chancre induré, les phases diverses de la syphilis, s'affirmant par la succession. Cette classification est celle qui est basée sur l'évolution, sans que pour cela celle-ci doive être mathématique. Cependant il y a quelque chose de presque régulier qui frappe tout d'abord ceux qui étudient cette partie de la science médicale. Aussi j'adopte sans répugnance cette méthode qui classe les accidents ou conséquences syphilitiques en primitifs, secondaires, tertiaires, termes qui indiquent au moins les trois successions habituelles des périodes qui comprennent chacune la réunion de certains accidents congénères.

Pour bien faire saisir l'ordre de ce travail, je décrirai d'abord les accidents dits *primitifs*; je passerai ensuite à ceux que l'on appelle *secondaires*, puis je m'occuperai des accidents *tertiaires*. Cette classification, que M. Ricord a rendue classique, est d'autant plus remarquable, qu'elle est fortifiée par la division des traitements appropriés.

Accidents Primitifs.

L'INDURATION est l'accident primitif par excellence ; le chancre n'est pas la vérole, si l'induration ne survient pas. On ne peut donc que se ranger à cette opinion, puisqu'il est constant que tout chancre non frappé d'induration n'est qu'une ulcération simple, sans accidents syphilitiques. Ce n'est pas une conséquence de la vérole, c'est l'affirmation elle-même de l'explosion vérolique. Et si je parle de l'induration comme accident primitif, c'est pour ne pas trop m'écarter de cette classification qui fait loi jusqu'à preuve du contraire.

En suivant ce raisonnement, on doit en dire autant de la pléiade, qui apparait en même temps que l'induration. C'est une nouvelle preuve de la syphilis ; ce sont deux épiphénomènes, ce sont donc deux termes égaux d'une même proposition. On peut dire qu'ils sont deux états pathologiques confirmatifs l'un de l'autre, frappant le chancre de vérité syphilitique, affirmant tous deux l'existence primordiale d'une scène pathologique spéciale.

Ce ne sont donc pas des suites, mais des manières d'être de la syphilis.

Avant d'aller plus loin, je dois aux lecteurs étrangers à notre art quelques explications à propos du mot *vérole*, que j'ai eu tort d'employer déjà comme synonyme de l'infection constitutionnelle syphilitique.

Le nom de vérole a été employé depuis longtemps et dès l'apparition des descriptions de la maladie qui m'occupe comme terme indiquant l'explosion de la syphilis, de l'infection constitutionnelle. Le public confond souvent ce mot avec le nom vulgaire de la variole, portant la dénomination de *petite vérole*, maladie de la peau avec fièvre et complication et qui n'a aucun rapport avec les maladies qui font l'objet de ce livre. Il demeure bien établi que le mot vérole signifie l'infection constitutionelle et non le chancre. Le chancre induré lui-même ne peut s'appeler vérole, mais il annonce l'infection, la certitude de la syphilis, qui s'attestera par les accidents, dont l'évolution constitue la vérole. Je vais plus loin et je dis que quand même les accidents ne paraîtraient pas, surtout dans les cas de traitement efficace, fait rare comme nous le verrons, on pourrait néanmoins affirmer que le malade a la vérole, du moment qu'il a été porteur d'un chancre induré.

Pourquoi a-t-on donné ce nom à la syphilis? C'est sans doute à cause de la ressemblance de quelques accidents secondaires. En effet, les lecteurs verront plus loin par la description et par les planches (voir planches IX et X) que les pustules ombiliquées, c'est-à-dire se desséchant et se déprimant au milieu, apparaissent une fois la syphilis confirmée; que ces pustules ou vésicules pustuleuses ont d'autant plus souvent induit en erreur les observateurs, que ceux-ci vivaient plus rapprochés du temps de l'apparition de la syphilis. Aussi suis-je porté à croire que les auteurs de ce temps, frappés par la presque similitude des pustules, ont cru exactement dénommer cette maladie nouvelle en l'appelant *vérole, grosse vérole*, pour la distinguer de la *petite vérole, variole, varioloïde.*

Quoiqu'il en soit les lecteurs voudront bien ne pas perdre de vue la signification adoptée de ce mot, qui ne peut plus faire naître de confusion après ces explications, et qui, je le répète, veut dire affirmation de la maladie syphilitique, de la syphilis.

Cela dit, je reviens à la description des deux seuls accidents primitifs, ou plutôt des deux affirmations concomitantes de la vérole, qui sont l'*induration* et la *pléiade.*

INDURATION. — Cet *état* primitif est le signe certain, pathognomonique, affirmatif de la vérole. On peut assurer qu'un malade, offrant des accidents secondaires ou tertiaires, a dû avoir un chancre induré ou des ulcérations indurées. Le médecin acquiert par l'habitude la facilité de diagnostiquer l'induration. En pressant à sa base le chancre ou ulcération, on éprouve une sensation égale à celle que l'on ressentirait en serrant un morceau de cartilage de récente formation. Souvent l'induration étant assez étendue, est moins épaisse, moins dure et donne à la pression des doigts la sensation du parchemin. L'induration est toujours plus étendue que la surface du chancre, elle est sous-jacente. Si le chancre est très-petit, ce qui n'est pas rare, l'induration ne dépasse pas le diamètre d'un petit pois coupé en deux.

Ce sont, en général, ces espèces de chancre et d'induration qui, méconnues ou ignorées des malades, induisent en erreur le diagnostic et précipitent ceux qui en sont atteints dans des accidents nombreux, source de regrets amers.

L'induration n'a pas de terme précis d'apparition ; elle se montre rarement avant le 6e et le 7e jour, plus rarement après le 20e jour.

Le diagnostic de l'induration affirmative de la vérole est le premier jalon montrant la route que doit suivre le traitement. Voilà pourquoi on ne saurait trop recommander aux malades de ne s'en rapporter qu'aux personnes compétentes, car ce défaut de précaution peut devenir considérablement préjudiciable.

PLÉIADE OU ENGORGEMENT SYPHILITIQUE DES GLANGLIONS. — On appelle *pléiade* l'engorgement en chapelet, en groupe des ganglions inguinaux, cervicaux. L'un d'eux apparait plus engorgé, plus volumineux, ne dépassant presque jamais le volume d'une noisette, d'une avéline (voir planche II). Ces ganglions sont peu ou point douloureux. Je répèterai à propos de la pléiade ce que j'ai dit sur l'induration. Ce n'est pas une conséquence, mais un état affirmatif, pathognomonique, indicatif de l'existence de la vérole, de l'infection syphilitique. C'est une seconde affirmation de la syphilis, qui corrobore la première, qui la fortifie. Ce n'est donc pas une conséquence, une complication, mais un mode nouveau, une manière d'être nouvelle qui vient confirmer, appuyer, certifier la syphilis. De même qu'il n'y a pas de vérole sans induration de l'accident quel qu'il soit, de même il n'y a pas d'induration sans pléiade, sans engorgement ganglionnaire en chapelet.

Ce chapelet des ganglions les plus voisins de la partie du corps sur laquelle repose la cause de l'infection, s'appelle donc *pléiade syphilitique*.

En général cette pléiade se montre en même temps que l'induration. S'il n'en est pas ainsi, elle suit de très-près cet état primitif de la syphilis. La pléiade est plus perceptible au toucher qu'à la vue.

On reconnait cet engorgement en explorant les régions inguinales, si le chancre siège aux parties sexuelles ; la région cervicale et sous-maxillaire, si l'ulcère est à la bouche ou à la tête. Dans cette région la pléiade est plus difficile à bien constater, surtout pour les gens étrangers à la médecine.

Au toucher, on éprouve la sensation de petits noyaux en chapelet, par groupe ; ces noyaux sont de grosseur variable, allongés dans le sens opposé à la flexion, et placés presque sur la même ligne. L'un d'eux est toujours plus développé. C'est celui qui est douloureux ; mais souvent il est indolore lui-même. Ces ganglions engorgés peuvent présenter deux séries parallèles plus ou moins profondes, lorsque les ganglions superficiels et profonds sont affectés en même temps. Ces ganglions ne suppurent jamais. Cette règle offre si peu d'exception qu'on peut affirmer le fait.

Au cou, les ganglions sous-maxillaires peuvent s'engorger et suppurer ; ce sont alors de véritables bubons. En général, ces complications de la pléiade ne surviennent que chez des individus profondément lymphatiques ou scrofuleux.

Accidents secondaires.

Ces accidents se montrent d'autant plus promptement qu'ils n'ont pas été enrayés par le traitement. En général, leur apparition varie de un à trois mois ; rarement avant, encore plus rarement après. Ces accidents prennent en général le nom de *syphilides,* que l'on est parvenu à classifier, comme on va le voir. La forme seule varie ; mais, comme ces manifestations de la vérole peuvent se montrer indifféremment pendant la période comprise entre l'explosion de la syphilis affirmée par l'induration, la pléiade et l'arrivée des accidents tertiaires, on a donné à toutes ces syphilides le nom d'accidents secondaires.

SYPHILIDES. — Je donne le nom de *syphilide* à toute manifestation morbide apparente de la peau ou des muqueuses, naissant sous l'influence de la syphilis ou vérole, comme conséquence du chancre induré. C'est donc le nom générique des accidents survenant pendant la période dite secondaire. C'est la dénomination de tout accident d'origine syphilitique, se manifestant sur la peau ou les muqueuses. Ces accidents cutanés ont des formes variant à l'infini.

On a dû arrêter une classification qui facilitât le groupement des formes diverses de ces conséquences véroliques. Ce sont la forme, les apparences, le lieu de prédilection, qui ont surtout guidé les classificateurs.

Les syphilides sont innombrables; l'histologie (1) en a fait découvrir des masses; le microscope, la loupe même en ont facilité le groupement. Les syphilides ne se montrent pas avec une régularité classique; ce sont des éléments pathologiques secondaires, appartenant à la même période, mais apparaissant indistinctement après l'affirmation de la vérole par l'induration et la pléiade. Les unes sont précoces, d'autres tardives; les unes se rapprochent du début de la vérole, d'autres ne se montrent qu'à la ligne de démarcation qui limite le champ des accidents secondaires de celui qui voit germer les accidents tertiaires. Sauf quelques rares exceptions, toutes les syphilides sont groupées dans les accidents secondaires et ne varient que par l'aspect de leur manifestation, de leurs phénomènes morbides. Comme nous le verrons plus loin, le traitement est presque identique, lorsque la syphilide rentre dans la période secondaire.

Les syphilides sont tantôt des *taches*, tantôt des *pustules*, tantôt des *vésicules*, tantôt des *bulles*, tantôt des *papules*, tantôt des *squammes* ou *écailles*, tantôt des *ulcères*, tantôt des *croûtes*, tantôt des *tubercules*. De cette différence d'aspect et de forme, nait naturellement la classification adoptée dans ce livre. Afin de faciliter les recherches des lecteurs, je décrirai les espèces véroliques ou syphilides par groupes, qui prendront les noms de *taches* ou *macules*, *plaques*, *vésicules*, *bulles*, *papules*, *pustules*, *squammes*, *tubercules*, *croûtes*, *ulcères*. Tel est en principe la base de la classification naturelle, facile à saisir, que j'ai adoptée. Jeter cependant le lecteur dans ce labyrinthe savant, minutieux, mais infini et difficile, serait vouloir aveugler par des descriptions innombrables et méticuleuses son esprit et sa raison. Au point de vue de la scien-

____

(1) Histoire ou description des tissus organiques et pathologiques.

ce, ces descriptions sont toujours bien venues et vivement appréciées ; mais la thérapeutique y gagne-t-elle ? Le traitement a-t-il rapidement progressé depuis ces minutieuses classifications du savant médecin de l'hôpital du midi, du professeur de l'hôpital St-Louis, et des autres auteurs de savants traités des maladies de la peau. Les différences et les ressemblances sont infiniment précieuses au point de vue du diagnostic ; mais la syphilide, une fois bien reconnue par l'examen du malade, demande-t-elle un traitement à part, suivant qu'elle appartient au groupe croûteux, maculeux, squammeux ou autres ? La certitude de la cause suffit, puisque la concordance de certaines manifestations syphilitiques est pour ainsi dire fatale. La seule déduction pratique résulte du classement des syphilides en périodes.

La logique qui corrobore ma manière de voir découle précisément des diverses modifications ou états des syphilides apparaissant sans ordre, sans régularité. Il en est tellement ainsi, que la forme maculeuse, qui est une des plus répandues, n'est pas toujours fatalement et nécessairement obligatoire comme début de l'évolution des syphilides. La roséole, quoiqu'en disent certains auteurs, n'est pas toujours le premier phénomène morbide secondaire. Que de fois la roséole maculeuse ou papuleuse a fait défaut, alors que des syphilides vésiculeuses devenaient le premier jalon de l'évolution vérolique. Très souvent la vérole, affirmée par les phénomènes primitifs, se manifeste et se traduit par d'autres syphilides. Les syphilides de formes différentes peuvent se succéder comme survenir sans ordre et même coexister. Il arrive souvent que différentes espèces de syphilides apparaissent en même temps sur le même individu. Aussi ne doit-on ajouter aucune idée de succession à la nomenclature, à la description des syphilides, adoptées dans la plupart des traités classiques.

Je vais donc grouper les syphilides de formes semblables, les décrire à grands traits, et autant que faire se
peut les énumérer par ordre probable de succession.

SYPHILIDES MACULEUSES OU TACHES. —
Ce groupe de syphilides est caractérisé, comme son nom
l'indique, par des taches de couleurs différentes, selon
l'individualité de l'accident. Les taches qui sont les
plus connues, les plus constantes sont celles qui constituent la roséole ; car le plus souvent elles succèdent à
la chute des croûtes, de vésicules, d'ulcères disparus.

ROSÉOLE. — La roséole (voir planche IX) est l'accident secondaire qui se montre le plus souvent
le premier. Son apparition est d'autant plus certaine
que la maladie aura été livrée à elle-même, ou que
l'induration aura été méconnue. Elle se révèle par des
taches rosées, apparaissant tout d'un coup sur le tronc,
la poitrine, l'abdomen et quelquefois au haut des cuisses.
Les taches sont nombreuses, agglomérées, d'autres fois
écartées, larges ou petites. La pression du doigt les fait
disparaître, momentanément seulement. Ces taches
ressemblent beaucoup à celles de la rougeole. La roséole
apparait presque toujours sans fièvre. Quelquefois on
observe un peu de courbature, mais c'est l'exception.
En même temps, et presque toujours, la gorge subit
l'influence de la roséole, qui se manifeste par une erythème ou rougeur de l'arrière bouche, qui devient
bientôt le théâtre d'accidents syphilitiques. La roséole
dure de 3 à 12 jours ; sa durée moyenne est de 7 jours,
un septenaire.

Les taches, au lieu de pâlir, brunissent, prennent
quelquefois la teinte cuivrée, spécifique, ressemblant
à la couleur du cuivre rouge des chaudronniers ou à
celle de l'acajou à nuance claire ; puis elles s'effacent
pour ne plus reparaître. Lorsqu'elles ont pris cette
teinte, elles ne disparaissent plus sous la pression du
doigt.

Très-souvent la roséole est concomitante avec une éruption de pustules humorales, de vésicules blanchâtres, se desséchant peu à peu et persistant même après l'effacement de la roséole.

Cette coexistence est presque toujours le signal d'une syphilis intense et difficile à déraciner.

Taches ou macules.— Ces taches (voir planche IX) se montrent sur le tronc comme sur les membres, quelquefois même à la face. Ordinairement elles succèdent à la chute de croûtes ou à la guérison d'ulcères, de vésicules pustuleuses, de pustules. Lorsqu'elles surviennent d'emblée, il est rare qu'elles ne présentent une certaine rugosité perceptible au doigt et visible avec le secours d'une forte loupe. Ces taches sont beaucoup plus larges que celles de la roséole, sont moins rapprochées et ont la teinte spécifique du cuivre rouge ou des diverses nuances claires de l'acajou.

Elles persistent plus longtemps que les taches de roséole ; elles sont le plus souvent le signe du début des accidents secondaires ; ressemblent souvent dans le début à des dartres brunâtres pigmentaires.

Angine érythémateuse de la gorge. — Aphtes, ulcérations de la bouche. — Je viens de signaler la présence simultanée de la rougeur de l'arrière bouche et de la roséole, de même que l'angine apparait en même temps que la rougeole et la scarlatine, ou précède de peu de jours l'apparition de ces deux affections cutanées. Cette simultanéité pourrait même donner le change sur ces diverses éruptions, si d'autres signes ne venaient infirmer un pareil diagnostic.

Le malade éprouve une certaine gêne pendant la déglutition, acte physiologique qui consiste à avaler les liquides et les solides. On dirait une esquinancie, une angine inflammatoire légère, qui débute. On éprouve

une sensation de terre, de sécheresse au gosier, d'épine
arrêtée au fond de la bouche, d'excitation à avaler
plus fréquemment.

Si l'on examine la gorge, on aperçoit de la rougeur,
le plus souvent bien limitée, avec peu de gonflement,
présentant un pointillé à grains très-rouges sur rouge
moins vif. Les amygdales sont plus ou moins gonflées,
la luette pendante et la muqueuse tapissant les muscles
prévertébraux plutôt sèche qu'humide.

Le malade éprouve souvent de l'enchifrènement,
signe qui indique que la muqueuse du nez est aussi
frappée d'erythème et de sécheresse. L'affection se limite quelquefois; mais le plus souvent apparaissent
bientôt des aphtes ou plaques blanches sur les amygdales, la luette, le voile et les piliers du palais, les
gencives, les lèvres et à l'intérieur des joues, et cela
soit simultanément, soit isolément. Ce sont surtout les
parties profondes qui subissent l'invasion de ces produits morbides.

Ces aphtes changent bientôt de caractère et laissent
se former de véritables ulcérations à emporte-pièce qui
s'indurent parfois à la base, s'agrandissent plus ou
moins rapidement et rongent même les parties plus
profondes. Les perforations du palais de la voûte palatine sont excessivemént rares dans cette période; cette
complication , des plus fâcheuses, est l'apanage de
la période des accidents tertiaires, comme je le ferai
remarquer plus tard. On le comprendra aisément quand
on se rendra compte de la marche des accidents tertiaires, qui, contrairement à ceux de la deuxième période,
travaillent, détruisent de dedans en dehors. Ces perforations sont plutôt le fait du travail morbide tertiaire
sur les os palatins ou le palais de la bouche. Nous as-
sisterons dans cette troisième période à ces terribles
désorganisations de la partie osseuse et molle de la
bouche.

Néanmoins ces ulcérations quoique plus superficielles à la bouche et à la langue, amènent des désordres assez sérieux. La déglutition devient difficile, pénible, douloureuse. Et lorsque l'inflammation spécifique tend à descendre vers le larynx, le timbre de la voix diminue, est altéré, et quelquefois une aphonie ou suppression de la voix survient et dure quelque temps.

La langue subit aussi cette invasion ulcéreuse qui se manifeste· par des ulcérations blanchâtres, dures et souvent par des taches brunâtres, d'un rouge-foncé notamment sur la surface palatine de cet organe.

L'aphonie ou perte de la voix complète ou incomplète résulte de cette inflammation spécifique de la glotte et des cordes vocales à laquelle on donne le nom de *laryngite syphilitique*. On peut se rendre bien compte de cette lésion au moyen du laryngoscope. Quelquefois le malade atteint de syphilides ou rongeurs au larynx crache des filets de sang assez abondants pour faire croire à une phthisie du larynx.

CROUTES, ULCÉRATIONS DANS LE NEZ. — La partie interne du nez, la muqueuse des fosses nasales peut aussi s'enflammer spécifiquement, se couvrir d'aphtes qui déterminent presque toujours des ulcérations croûteuses. Ces accidents ne s'aggravent pas davantage ordinairement ; car les perforations du nez, la chute des cornets ou os des fosses nasales ne doivent être considérés que comme des accidents tertiaires. La même loi régit le nez comme la bouche quant aux complications secondaires et tertiaires. Souvent les croûtes tombent pour se reproduire tout aussitôt. Les malades sont surpris de cette prolongation du mal au nez, surtout lorsqu'aucun autre phénomène ne vient déceler la cause syphilitique.

SYPHILIDES CROUTEUSES.—ÉRUPTION IMPÉTIGINEUSE DU CUIR CHEVELU (1). — Cet accident secondaire

---

(1) Comme le lecteur doit s'en apercevoir je n'ai pas cru devoir suivre d'ordre, et je cherche cependant à me rapprocher le plus

(voir planche X) est un de ceux qui manquent le plus rarement. Ce sont des petites pustules qui se transforment rapidement en croûtes. Vues à la loupe au début elles présentent l'aspect de petites vésicules jaunâtres agminées, qui se dessèchent peu à peu en procurant des démangeaisons. Le malade les déchire en se grattant ou en se peignant; ces vésicules pustuleuses s'ouvrent, saignent et perdent leur aspect primitif. A mesure qu'elles s'éloignent du sommet de la tête, elles prennent un caractère plus franchement pustuleux, de telle sorte qu'à la nuque, ce sont de véritables pustules ressemblant à celles de la petite vérole. comme je le décrirai bientôt. Les croûtes en tombant laissent des points d'un rouge brun plus ou moins vif.

En même temps apparait l'engorgement des glanglions cervicaux sur le long du cou et sur la région postérieure. Cet engorgement est caractéristique et apparait fatalement. Le praticien ne découvre souvent la présence de l'affection impétigineuse (ressemblant à l'impétigo vulgaire) que par l'apparition de ces ganglions engorgés en chapelet. Le médecin doit toujours les rechercher comme il est de son devoir de toucher les aînes des malades atteints de chancre. Ces ganglions affirment et corroborent le diagnostic.

ALOPÉCIE ou CHUTE DES CHEVEUX ET DES POILS. — Cet accident est un de ceux qui manquent souvent. On l'attribue au traitement mercuriel. Le public caresse cette opinion, épousée par les charlatans, toujours heureux de pouvoir déconsidérer la médecine rationnelle. C'est là une grave et grossière erreur. Cet accident est fort rare chez les malades qui ont subi à

---

possible d'une certaine succession probable, soupçonnée par l'observation mais nullement mathématique, pas même ordinaire. Le voisinage et la simultanéité peuvent seuls guider à travers ce dédale difficile à parcourir, même avec un certain ordre pathologique.

temps le traitement par les sels de mercure. Au contraire on le rencontre fréquemment chez ceux qui n'ont pas voulu se soumettre à cette médication spécifique.

Que répondre à une telle affirmation, produite par presque tous les auteurs, par tous les médecins sérieux qui ont pu observer bon nombre de malade ?

Qu'elle est l'opinion la plus solide, la plus digne de foi ? A côté de l'attestation de gens honorables, observateurs sincèrement jaloux de la guérison de leurs malades et d'une réputation solidement acquise, peut-on donner une valeur quelconque à ces opinions émanées de l'observation incomplète, insuffisante du public, toujours mauvais juge ?

De quel poids peut peser l'appréciation issue de livres produits par la spéculation aidée par le charlatanisme ?

Devant des attestations considérables, quel est l'esprit avide de la vérité qui voudrait encore nier l'évidence ?

Que le public sache bien que le médecin n'a aucun intérêt à faire absorber du mercure. Quand il agit ainsi, il n'est guidé que par le désir de voir son malade arriver promptement à la guérison. S'il soupçonnait le moins du monde le traitement spécifique d'un pareil accident, il devrait en conscience y renoncer quand même.

Quand j'affirme qu'il est plus difficile de guérir les maladies sans mercure, je ne veux pas dire qu'il faille bourrer les malades de ces sels énergiques, dangereux à haute dose. Le praticien doit en user avec modération, sagesse et à propos. L'opportunité de l'emploi, le mode d'association avec les médicaments toniques, leur action modérée par l'usage d'une bonne hygiène et d'une alimentation analeptique chasseront tout danger, confirmeront l'utilité de ce précieux médicament.

Il reste donc bien établi pour les gens du monde

surtout que la CHUTE DES CHEVEUX EST UN ACCI-
DENT MORBIDE SYPHILITIQUE ; QU'IL N'EST NULLEMENT LE
FAIT DE LA MERCURALISATION.

L'alopécie se manifeste d'abord par des démangeaisons dans la tête, dans la barbe, aux poils du pubis,
autour de la verge ou de l'entrée du vagin. Bientôt les
cheveux commencent à tomber; cette chute est souvent
si intense, si rapide qu'en quelques jours la tête, les
sourcils, la face, le pubis sont complétement dénudés.
Les cils même suivent la chute des cheveux.

Les cheveux et les poils repoussent toujours ; même
sans traitement. Cette nouvelle apparition est tardive
dans ce dernier cas.

ADÉNITE CERVICALE. — Cet accident est souvent l'affirmation de la syphilis par un chancre induré de la
bouche, par une ulcération indurée des amygdales, de
la langue, des joues. Quelquefois c'est un simple engorgement en pléiade, en chapelet, amené par l'existence de croûtes, de pustules impétigineuses du cuir
chevelu ou de varicelle syphilitique du cou. On sent
à la pression du doigt comme de petits corps arrondis
situés le long du cou, un peu en arrière et ressemblant
à des grains de chapelet.

TACHES DE LA FACE ET DU FRONT ; *corona veneris*. —
Les syphilides de la face se montrent plus ou moins
tardivement. Elles sont rares, l es syphilides de cette
partie du corps prenant le plus souvent la forme
pustuleuse, croûteuse, ulcéreuse. Le plus souvent
aussi c'est le front qui en est affecté; dans ce cas elles se
rangent en cercle le long du front et représentent plus
ou moins régulièrement une espèce de couronne,
aspect qui lui a fait donner le nom de *corona veneris.*
Cette affection qui débute par des taches, des syphilides
maculeuses ne s'en tient pas là.

Prochainement ces syphilides se boursouflent, de-

viennent chagrinées, se couvrent de vésicules, de pustules, passent à l'état d'ulcères, si le traitement ne
vient pas arrêter de sa puissante main ces différentes
transformations. D'ailleurs avec la loupe on aperçoit
dès le début cette tendance à l'aggravation morbide.
En général ces taches sont indolores, occasionnent
rarement des démangeaisons. Elles suivent quelquefois
de très-près la roséole.

SYPHILIDES PUSTULEUSES. — VARICELLE SYPHI-
LITIQUE, SYPHILIDES BULLEUSES. — *Rupia-Pemphigus.*
— Ces syphilides (voir planches IX et X) affectent
la forme des vésicules, mais à dimensions plus grandes ; ce sont de petites tumeurs, remplies de liquide
plus ou moins jaunâtre, plus larges, plus fortes que les
vésicules. Ces pustules se comportent comme celle d'o-
rigine vulgaire, elles se dessèchent, se couvrent de
croûtes qui en tombant laissent une tache cuivrée ou
acajou. Le plus souvent, lorsque ces pustules naissent
à la nuque, au cou, aux épaules elles prennent la
forme de pustules de variole, de la petite vérole. Elles
se dépriment au centre, s'ombiliquent en se desséchant
du centre à la périphérie, au pourtour. Cette éruption de pustules ainsi caractérisée prend le nom de
varicelle syphilitique (voir planche IX). Ces pustules arrivent sans fièvre, avec des douleurs lombaires
(aux reins) quelquefois précédées ou suivies de névralgies céphaliques ou cervicales et presque toujours en
même temps que l'engorgement en chapelet des ganglions du cou.
J'aurai toujours présents à ma mémoire deux cas de
varicelle syphilitique, que je pris d'abord pour des
varioloïdes légères, tant j'étais loin de soupçonner une
pareille affection. Il s'agissait de deux dames mariées
infectées par leurs volages époux. Ce ne fut qu'après
avoir assisté à d'autres accidents que je me décidais à
interroger les maris. L'un portait encore l'induration

du chancre ; l'autre était atteint de plaques muqueuses à la gorge.

Plusieurs éruptions ont lieu successivement ; et tandis que quelques pustules sont en voie de guérison, de dessiccation, d'autres apparaissent à peine, pour être suivies d'autres encore.

Les pustules peuvent prendre des proportions graves, dégouttantes, de longue durée. Ce sont d'abord des espèces de vésicules qui ne tardent pas à augmenter de volume, à prendre des formes moins régulières, se dessèchent, deviennent des croûtes d'un jaune brun, acajou foncé, puis s'ulcèrent, s'enflamment quelquefois, à moins que le traitement ne vienne enrayer leur marche ascendante.

On pourrait quelquefois confondre les pustules syphilitiques au début avec l'impetigo vulgaire ; mais qu'on se souvienne bien que celui-ci ne prend pas de grandes proportions, que les pustules restent petites, sont caractérisées toujours par des démangeaisons ou des cuissons ; et surtout qu'on se préoccupe des autres accidents et antécédents capables de mettre sur la voie d'un diagnostic assuré.

Si l'on ne tenait compte de ces considérations on risquerait fort de prendre pour des pustules syphilitiques les éruptions de rupia, d'ecthyma, d'acnée vulgaires et simples.

Une autre espèce moins répandue et plus propre à l'enfance, lorsque le fœtus a été infecté dans le sein de la mère, c'est-à-dire dans les cas de syphilis héréditaire, transmise soit par le père, la mère ou les deux parents en même temps est le *pemphigus*, caractérisé par l'apparition de vésicules plus grosses, ressemblant à de véritables ampoules surtout aux pieds. Ce sont de véritables pustules bulleuses ; mais comme elles se comportent comme les syphilides pustuleuses, je n'ai pas cru en faire une classe à part. Cependant, je dois dire que le pemphigus est plus grave, il paraîtrait même se rapprocher, se confondre avec les accidents tertiaires. Très-souvent il se termine par croûtes, taches; mais souvent aussi par des ulcères. Les pustules bulleuses sont plus disséminées, plus douloureuses au début, beaucoup plus volumineuses.

On doit ranger dans cette classe le rupia qui débute par des taches rouges, comme son nom l'indique, dont l'épiderme se soulève, se remplit de liquide séreux souvent rougeâtre ou rosé. Alors survient la déchirure de l'ampoule, qui s'ulcère, devient croûteuse et prend une couleur verdâtre caractéristique. Cette éruption est rarement indolore.

SHYPHILIDES PAPULEUSES. — Cette espèce (voir planche IX) se reconnait à l'apparition de plaques plus ou moins légèrement colorées, saillantes, chagrinées, pointillées, rarement humides. Vues à la loupe, elles sont tantôt couvertes de petites élevures aplaties, quelquefois soulevées en petites ampoules; d'autres fois elles sont luisantes et se rapprochent considérablement de la forme squammeuse, qui d'ailleurs coexiste très-souvent avec cette espèce. On les observe plus souvent aux membres, aux mains, aux pieds que sur le reste du corps. Elles sont indolores, procurent quelques démangeaisons.

SYPHILIDES SQUAMMEUSES. — Ces syphilides (voir planche XI) ont l'aspect, surtout vues à la loupe, d'écailles de poisson, non imbriquées, mais juxtaposées, de forme représentant les aspérités de la peau. Très-souvent ce sont des transformations de papules, de vésicules. Le plus souvent brillantes, jaunâtres, de la couleur de la peau de l'individu, elles peuvent prendre une teinte plus sombre, plus jaune ou blanchâtre farineuse. Elles exfolient l'épiderme ou rendent cet élément de la peau hypertrophié, écailleux corné. Elles prennent souvent l'aspect du psoriasis vulgaire et pourraient être confondues avec cette maladie simple, sans l'observation des antécédents. D'ailleurs le traitement sera le *criterium* de l'affection dans les cas douteux. Un caractère qui peut faire différencier ces deux maladies c'est que le psoriasis vulgaire a plus d'éclat, l'épiderme est plus luisant, plus boursouflé, plus soulevé; d'un autre côté le psoriasis simple commence ordinairement par le coude ou les genoux.

SHYPHILIDES VÉSICULEUSES. — La forme vésiculeuse (voir planche X) est une de celles qui sont le plus facile à diagnostiquer. On pourrait ranger dans cette forme les pustules dites *varicelliques*, que j'ai décrites dans la classe des pustules; car ce genre de pustules ressemble fort à des vésicules au début de la maladie. Seulement les phases consécutives se rapprochant surtout des pustules de variole j'ai cru devoir les classer parmi les pustules syphilitiques. En général, les vésicules sont disséminées sur le corps, rarement sur la face. Ce sont de petites élevures arrondies, remplies de liquide séreux, clair. La forme seule les caractérise pour les distinguer des autres espèces de syphilides. Ce sont des syphilides bénignes qui indiquent en général une infection faible. Ces vésicules provoquent quelquefois des démangeaisons et donnent le change aux malades, qui les prennent souvent pour des éruptions galeuses.

A ce propos j'ai souvent entendu parler de gale invétérée syphilitique; cette monstruosité pathologique n'a pu éclore que dans des cerveaux bien légers, car je ne puis penser qu'un praticien ait jamais confondu la gale, maladie parasitaire, avec les vésicules syphilitiques.

SYPHILIDES TUBERCULEUSES. — Ainsi dénommées parce qu'elles ressemblent à des tumeurs plus ou moins arrondies (voir planche X), applaties, siégeant sur la face, le tronc, les membres surtout. Ces élevures grisâtres, brunâtres, ayant l'aspect d'éruption lépreuse vulgaire, sont le plus souvent agglomérées par plaques ou isolées, mais toujours sur un certain espace limité plus ou moins.

Elles ressemblent à des plaques muqueuses rapprochées, avec cette différence que les tubercules syphilitiques siégent toujours sur la peau, tandis que les plaques muqueuses apparaissent sur les muqueuses et dans les endroits rapprochés des muqueuses. Ce sont des syphilides d'apparition tardive, qui annoncent presque à coup sûr l'invasion des accidents tertiaires. Ainsi j'ai vu quelquefois ces syphilides coexister avec le testicule vénérien, dont je parlerai plus loin, ou le précéder de peu.

Quelquefois ces tubercules se transforment en ulcères; mais le plus souvent ils sont indolents, inertes, longs à guérir.

SYPHILIDES MUQUEUSES ou PLAQUES MUQUEUSES. — La dénomination de plaques ou syphilides muqueuses m'a toujours paru impropre ; car l'élève, le praticien, les malades peuvent croire que ce sont des accidents qui ne se montrent que sur les muqueuses. Cependant ce nom étant adopté dans tous les ouvrages de syphilographie, on est forcé de se ranger sans bouderie à l'opinion de M. Cullerier. Ce praticien, cet auteur distingué ne peut se résoudre à adopter d'autres noms proposés, qui se rapprochent plus ou moins de celui-là. « Le nom de plaque muqueuse ne laisse rien préjuger, dit-il, et il sert à désigner les syphilides qui se développent sur les muqueuses et sur la peau dans tous les points où par son contact avec elle-même, elle représente une analogie plus ou moins grande avec le tégument interne. »

Les plaques muqueuses sont des accidents précoces. Ce sont quelquefois des transformations de chancre, d'ulcérations, de fissures. La plaque muqueuse affecte surtout les parties génitales, l'anus, la bouche. Celles de la bouche, d'aspect tout différent, seront décrites en dernier lieu. Les plaques muqueuses des petites et des grandes lèvres chez la femme, de la verge, du scrotum, de l'anus chez l'homme ressemblent à des tubercules ulcérés ou non. Souvent elles suintent une humeur d'odeur fétide, forte, qui quelquefois érode et ulcère les parties voisines.

On a voulu distinguer des plaques sèches et des plaques humides ; mais ce ne sont à vrai dire que deux différents états d'évolution de la même syphilide.

Elles s'agglomèrent souvent surtout au pourtour de l'anus et aux petites lèvres. Elles sont faciles à diagnostiquer dès le début, car elles conservent la couleur de la peau, sont saillantes et d'autant plus sèches qu'elles s'éloignent des muqueuses.

La vulve et la verge augmentent de volume lorsque les plaques sont agglomérées. Souvent elles sont plus blanches que la peau ou les muqueuses, ou bien plus brunes, de consistance indurée. Elles s'ulcèrent souvent et deviennent alors très contagieuses, comme je le démontrerai plus loin. Elles sont presque toujours à l'état d'élevure. Elles présentent l'aspect d'élevure, arrondies, allongées, de dimensions de petit pois. On pourrait au début les confondre avec les tubercules syphilitiques ; mais les plaques muqueuses sont précoces, les tubercules, au contraire, sont très tardifs et peuvent être considérés comme des accidents de transition, comme l'affirme le professeur Ricord.

Les plaques muqueuses qui siégent sur les muqueuses proprement dites et notamment à la bouche, à la la langue, au gosier, ont un aspect tout différent. Elles sont blanchâtres au début, deviennent rougeâtres lorsqu'elles sont guéries, s'ulcèrent facilement, saignent, s'indurent très souvent. On pourrait les confondre avec des aphtes, mais les antécédents et les accidents concomitants révèlent bientôt la vérité. D'ailleurs j'en ai déjà parlé dans le paragraphe consacré aux aphtes et ulcération de la bouches.

Les plaques muqueuses de l'anus sont agglomérées en masse et ressemblent quelquefois à des hémorrhoïdes externes.

SYPHILIDES DES ONGLES. — Ce sont des accidents tardifs. L'invasion des ongles et de leur matrice n'est pas produite par un genre particulier de syphilides, mais par plusieurs espèces (voir planche XI, figure 2). Cependant celles qui les envahissent le plus souvent coexistent avec les pustules, les tubercules, les vésicules prurigineuses, c'est-à-dire compliquées de démangeaisons. Ce sont surtout les espèces squammeuses et papuleuses qui accompagnent les dégénérescences des ongles.

Lorsque les ongles sont envahis, ils deviennent plus blanchâtres, plus cassants, se coupent aux extrémités, se frangent. On voit se détacher comme de petites écailles farineuses. Outre ces transformations, le pourtour de l'ongle subit une espèce d'inflammation qui ressemble à celle qui caractérise l'ongle incarné ou onyxis vulgaire. Les chairs sont tuméfiées, couleur lie de vin, se déchirent et laissent suinter un pus mal lié. Très souvent, entre les doigts du pied, apparaissent des espèces de plaques qui s'ulcèrent. De plus, entre les doigts de la main se montrent quelquefois des vésicules pustuleuses ayant quelqu'analogie avec les vésicules parasitaires de la gale.

Il n'est pas rare de voir en même temps la plante des pieds et surtout la paume des mains se recouvrir de syphilides pupuleuses et squammeuses.

Dans ces cas l'épiderme est soulevé surtout dans le sens des plis de la main et tombe par petites pellicules. Ces manifestations prennent ordinairement une teinte très claire d'acajou.

SYPHILIDES ULCÉREUSES. — Je décris les syphilides ulcéreuses en dernier lieu parce qu'elles ne sont pas, à proprement parler, une espèce particulière, mais la conséquence fréquente des autres syphilides. Si le traitement est mal institué, négligé ou nul, les syphilides passent à l'état d'ulcères et rongent les parties qu'elles envahissent.

Les ulcères consécutifs sont en général grisâtres au fond, à bord rouge lie de vin, déchiquetés, à lèvres soulevées. Souvent ils se recouvrent en partie de matières verdâtres qui représentent une espèce de croûte, sous laquelle le travail ulcératif persiste et gagne en profondeur.

Les syphilides ulcéreuses peuvent envahir toutes les parties du corps, se multiplier et laisser à peine de petits espaces sains.

Je me souviendrai toujours d'un sergent major du génie qui, au retour de l'expédition du siège de Rome, présentait un type bien malheureux de syphilides ulcéreuses. Il aurait été difficile de placer sur son corps, sans toucher à un ulcère, une pièce de cinq francs en argent. Il succomba deux mois après son entrée à l'hôpital d'Aix. Ces cas sont heureusement de rares exceptions.

Tous les ulcères syphilitiques n'ont pas le même aspect sur le même individu; on voit souvent des ulcères grisâtres, à côté d'autres verdâtres, à côté d'autres croûteux, rouges, chagrinés.

Telles sont les différentes syphilides qui peuvent se montrer à la suite des chancres et des ulcérations indurés.

Elles sont ordinairement mélangées, coexistantes, excepté cependant au début de la vérole. Mais dès que l'infection est un peu ancienne, on voit sourdre le plus souvent plusieurs espèces à la fois, ou bien des transformations se produisent plus ou moins rapidement.

En général, l'éruption des syphilides se fait sans ordre, sans régularité, sans succession. Cette loi subit de nombreuses exceptions et peut être modifiée par le tempérament et la constitution du sujet, le traitement, l'hygiène, les habitudes des malades. En cela la loi pathologique générale que j'appelle rationnelle doit guider, ici comme ailleurs, le médecin véritablement digne de ce nom.

Céphalalgies syphilitiques.

Cet accident, que je dédouble des céphalées primitives qui accompagnent les accidents syphilitiques du cou et de la tête, se rapproche quelquefois des conséquences tertiaires. Elles sont souvent le résultat de compressions produites par des gommes, par des exostoses, par des nécroses sur le trajet des nerfs frappés de douleur. Ces névralgies peuvent envahir tous les nerfs de l'économie, notamment la branche frontale de la cinquième paire, le facial, les branches dentaires, les plexus cervicaux, les nerfs intercostaux, les plexus lombaire, sacré, le plexus solaire ou grand plexus sphanchnique, suivant l'ordre de fréquence.

J'indique ces diverses névralgies, auxquelles on pourrait donner des noms appropriés à ceux des nerfs affectés. La varicelle syphilitique, les éruptions impétigineuses, l'engorgement des glandes cervicales, le corona veneris (1) se montrent rarement sans céphalalgies ou douleurs de tête. Ces névralgies sont presque les satellites obligés de ces éruptions hâtives ; c'est alors qu'on les appellera de préférence céphalées.

______

(1) Couronne de Vénus.

Iritis syphilitiques.

Quelles que soient les opinions émises sur le rang
que l'on doit assigner à cette maladie interne de l'œil,
je ne sache pas (voir planche II, figure 3) qu'on puisse
nier que l'iritis est un accident secondaire. Il se montre, il est vrai, dans diverses périodes de l'évolution
syphilitique, mais je ne l'ai jamais vu se montrer
alors que des exostoses, des gommes ou autres accidents tertiaires avaient déjà manifesté une existence
certaine. Aussi je ne pense pas trop effaroucher mes
contradicteurs en le rangeant dans les accidents secondaires, ou quelquefois, si l'on veut, comme étant un
accident de transition.

Quoi qu'il en soit l'iritis est l'inflammation de l'iris,
membrane composée, diaphragme de l'œil percé au
centre pour laisser passer les rayons lumineux et vi-
suels. Je ne parle ici que de l'inflammation amenée
par le vice syphilitique. Toute la partie colorée,
ronde, formant un cercle ou zone plus ou moins large,
circonscrit en dehors par le blanc de l'œil ou sclérotique et en dedans par ce qu'on appelle champ pupillaire ou noir de l'œil ou pupille, constitue l'iris. Il est
placé à quelques millimètres de la cornée transparente et forme la surface sectionnaire qui limiterait
une calotte coupée sur la partie antérieure du globe de
l'œil presque immédiatement en arrière de la dite cornée transparente.

Cette lésion est rarement unique ; souvent la *cho-
roïde* ou deuxième enveloppe de l'œil et les autres
parties périphériques de cet organe sont atteintes. Il en
est d'ailleurs de l'iritis comme des autres inflammations des parties de l'œil ; elles ne sont jamais isolées.

L'iritis débute par de vives douleurs soit dans le
globe de l'œil, soit à la tempe et au front du côté de

l'organe malade. L'iris ne tarde pas à changer de cou‑
leur, tendant toujours vers la teinte plus foncée, plus
sombre, rarement plus claire; il se déforme; la pupille
devient ovale, déchiquetée quelquefois; des petits points
brunâtres apparaissent sur sa surface irrégulièrement
parsémés (voir planche IV, figure 3). La pupille se
contracte énergiquement, se laisse dilater difficilement.
La déformation pupillaire peut varier depuis l'ovale
peu accentué jusqu'au losange même frangé. Ces der‑
nières déformations plus tardives se montrent surtout
après l'état aigu et sont le résultat des adhérences de
l'iris avec les membranes voisines ou avec lui-même.
L'œil, d'abord très-brillant, perd de son éclat, change
de couleur, modifications qui persistent souvent après
la guérison. Les deux yeux sont rarement affectés si‑
multanément, mais quelquefois successivement. La ma‑
ladie passe souvent à l'état chronique ; dans ces cas la
pupille reste déformée, l'iris est tacheté de brun ou de
lymphe plastique grisâtre, même dans le champ de la
pupille où se forme assez souvent une membrane légère,
n'ayant d'analogue que chez le fœtus. Cette membrane
interpupillaire simule à l'œil nu, sans ophthalmoscope,
le début d'une cataracte. Elle s'épaissit lentement et
obstrue la fonction visuelle.

Ces inflammations aiguës ou chroniques peuvent
amener des désordres sérieux, par exemple la perte de
la vue du côté affecté, sans parler des douleurs atroces
qui se succèdent dans le cours de ces divers états.

Lésions ou accidents syphilitiques des organes internes.

On n'en finirait pas si l'on voulait décrire les diverses
lésions syphilitiques, établies par les auteurs, comme
étant réellement d'origine syphilitique sous la respon‑
sabilité du chancre induré.

A tort ou à raison, une multitude d'affections diverses ont reçu le baptême de la même causalité, sans cependant pouvoir affirmer cette origine spécifique. Ce sont d'ailleurs les aveux de quelques auteurs recommandables à plusieurs titres. Souvent, pour esquiver la difficulté de classer ces accidents, on leur a donné le nom de lésions de transition, évitant ainsi de les ranger ou parmi les accidents secondaires ou parmi les accidents tertiaires. Je vais plus loin et je soutiens que bon nombre de lésions ont été considérées comme des accidents syphilitiques, alors qu'elles n'étaient que le résultat d'une simple concordance, d'une coïncidence bien innocente.

Certains états morbides mal définis, peut-être observés avec trop de prévention et avec le désir de les décrire pour confirmer des théories plus ou moins hasardées, peuvent réellement envahir les organes de l'économie. Je ne nie pas que la bouche, en dehors des accidents déjà bien définis et décrits, l'œsophage, l'estomac, les intestins, les bronches, les poumons, le cœur, les reins, la vessie, le foie, le pancréas lui-même, la rate, le cerveau, la moëlle épinière, etc., etc., ne puissent subir l'influence vérolique; mais ne suis-je pas moins éloigné de la vérité, si je soutiens que ces affections sont simplement dominées, aggravées, précipitées par la vérole, qui est toujours une fâcheuse compagne de ces accidents morbides, mais non la seule et unique provocatrice?

Partant de cette proposition plus solide et moins hasardée, je suis convaincu que bon nombre d'observations de certains pathologistes ont été entassées sur le dos de la vérole, et cela sur le moindre soupçon d'existence de syphilis bien obscure et mal définie.

Ce n'est pas à dire pour cela que les divers organes sphanchniques (viscéraux) ne puissent être pénétrés par le virus si subtil de la vérole; on ne saurait trop repousser cet exclusivisme. Il est hors de doute que quelques lésions semblent devoir procéder d'une origine syphilitique.

Ainsi, par exemple, les lésions de l'œil, en dehors de l'iritis, ont été très-bien décrites et étudiées par MM. Belhomme et Martin, à l'ouvrage desquels je renvoie ceux de mes lecteurs qui désireraient se rendre un compte minutieux de ces accidents. On ne pourrait refuser une source virulente à ces affections localisées.

Il existe des lésions dans les intestins, telles que végétations, ulcérations qui semblent résulter de la vérole. Des plaques muqueuses ont été découvertes le long des bronches; l'estomac a paru montrer des traces plus ou moins réelles de la vérole ; on a découvert des végétations sur l'*endocarde* (1), sur la muqueuse des valvules. Je ne peux pas nier l'authenticité de ces lésions ; mais, de grâce, qu'on ne se presse pas si vite d'affirmer que ces effets morbides sont le résultat d'une cause syphilitique.

N'y a-t-il donc que la vérole qui engendre et fasse germer des végétations, des ulcérations, des plaques dures, des tubercules, des taches sur les organes viscéraux et dans leur tissu.

Je le répète, je ne nie pas les effets désastreux de la vérole sur certaines fonctions, sur certains organes de la vie ; mais le tableau me paraît déjà bien assez noir sans chercher à l'assombrir davantage.

Les maladies qui affectent subsidiairement et tardivement les organes, autres que ceux dont j'ai signalé les lésions apparentes et certaines, sont très-obscures et ne sauraient être exclusivement considérées comme syphilitiques. Ce n'est pas à dire pour cela que je nie les effets de causes syphilitiques, affirmées par l'existence de gommes ou d'exostoses? Néanmoins, ces accidents, mal classés, ne me paraissent pas devoir être étudiés à fond et en particulier ; les limites et le but de ce livre

____

(1) Membrane qui tapisse l'intérieur du cœur.

ne me permettant pas d'entrer dans le champ vague des hypothèses, des théories, des discussions scolastiques. Mes lecteurs ne retireraient aucun bénéfice de l'étude de ces diverses lésions, dont l'origine leur serait préjugée et présentée comme douteuse.

Accidents tertiaires.

Les accidents tertiaires bien définis sont moins nombreux que ceux qui remplissent la période secondaire, mais ils se présentent avec plus de gravité, ils peuvent entraver les fonctions essentielles de la vie et faire succomber le sujet arrivé à cette phase syphilitique. Les accidents tertiaires réellement jugés tels par la période d'évolution et par le critérium du traitement sont :

EXOSTOSES. — Cet accident, le plus fréquent, est celui qui se montre aussi le plus promptement et presque toujours le premier. (Voir planche XI, figure 3). Il est caractérisé par un gonflement osseux tantôt indolent, tantôt assez douloureux, surtout s'il se rencontre sur le trajet des nerfs sensitifs du tissu osseux. C'est le plus souvent par compression que l'exostose occasionne de la douleur. Ainsi l'exostose du frontal (os du front) à la portion sus-orbitaire engendre toujours une névralgie intense en comprimant la branche de la 5me paire qui sort par le trou ou canal sus-orbitaire, à la région interne du sourcil, un peu au-dessus des poils.

L'exostose est une exubérance morbide d'un os, manifestée par la sensation d'une tumeur dure et adhérente que l'ont perçoit facilement lorsque l'os envahi est susceptible d'être touché. Lorsque l'exostose est douloureuse, la douleur éclate de préférence le soir et la nuit. Ces douleurs prennent le nom d'ostéocopes. Je vais en parler bientôt et tâcher d'en expliquer la cause.

L'exostose peut affecter tous les os ; aucun n'est à l'abri de ses atteintes. Cet accident se dévoloppe en général lentement. Le plus souvent ces tumeurs osseuses sont la seule phase syphilitique ; d'autres fois, l'os se raréfie, s'enflamme, se nécrose, suppure et le pus se fait jour à travers les tissus et la peau.

Cet accident est facile à diagnostiquer, surtout par les hommes de l'art qui doivent avoir présentes à leur mémoire la conformation des os, les saillies et les dépressions normales du squelette. Il n'en est plus de même lorsque l'exostose envahit la table interne des os plats, des os du crâne par exemple, la partie antérieure de l'omoplate, des os du bassin.

Dans ces cas les antécédents , d'autres accidents, les conséquences de l'exostose, sont seuls capables de guider le médecin qui pourra affirmer l'existence d'une syphilis constitutionnelle arrivée à sa troisième période. On comprendra tout de suite la gravité d'une exostose de ce genre souvent méconnue, si l'on se représente les désordres graves que peut amener la compression osseuse sur des organes essentiels et faciles à déprimer. Des paralysies, des douleurs atroces, des suppressions de fonctions organiques, la mort même peuvent résulter de pareils désordres osseux.

L'exostose peut être très petite comme elle peut atteindre un volume énorme, semblable à la tête d'un fœtus à terme. La guérison sera d'autant plus prompte que la maladie aura été plus tôt reconnue. Quel ne doit pas être le souci du malade s'il désire éviter ces suites malheureuses. Pour donner une idée de la gravité de ces excroissances indéterminées des os, je vais citer quelques cas graves de ce genre.

Des malades ont perdu la vue par l'effet de la compression d'une exostose sur les nerfs optiques, sur les muscles de l'œil, sur l'organe lui-même, repoussé en dehors de l'orbite.

Le sens de l'ouie peut être affaibli ou supprimé par

la compression d'exostoses de l'os temporal dans sa portion rocheuse, pierreuse. Ces exostoses arrivent à obstruer complètement le conduit interne ou externe de l'oreille.

Des paralysies graves n'ont dû souvent leur existence qu'à ces tumeurs osseuses syphilitiques, comprimant des nerfs considérables du mouvement ou de la sensibilité.

Des exostoses des os du bassin (sacrum, os iliaques) ont entraîné des constipations mécaniques, des douleurs horribles dans les flancs. La vessie elle-même, comprimée par une exostose, peut refuser sa fonction. A-t-on pu oublier l'histoire de ce pauvre malade opéré pour extraire une pierre, un calcul que l'on croyait avoir positivement touché avec la sonde métallique? L'opéré mourut des suites de l'opération, et l'on reconnut alors seulement qu'il était atteint d'une exostose de l'arcade pubienne qui fesait saillie dans la vessie, dont les parois étaient considérablement amincies.

Si je cite ce fait malheureux, c'est pour montrer combien sont nombreuses et insidieuses les conséquences de ces accidents syphilitiques souvent méconnus.

DOULEURS OSTÉOCOPES. — Ces douleurs, essentiellement syphilitiques, plutôt nocturnes que diurnes, sont quelquefois atroces et deviennent insupportables le soir et la nuit. Elles sont en général rémittentes. Sans que l'on puisse révoquer en doute que ces douleurs peuvent exister sans exostoses, néanmoins pourrait-on contredire et infirmer l'opinion de ceux qui prétendent qu'il y a peu de douleurs ostéocopes sans exostoses. La logique et la raison semblent militer, jusqu'à preuve du contraire, en faveur de cette opinion. Ce ne sont pas des exostoses saillantes des tibias, os de la partie antérieure de la jambe, qui provoquent ces douleurs, mais seulement un commencement de travail exostotique, une éburnation ou une simple raréfaction du

tissu osseux qui peuvent être l'origine de ces exacerba
tions douloureuses.

D'ailleurs ces deux accidents sont si fréquemment
coexistants, concomitants, se suivent de si près qu'il
est impossible de nier une communauté jumelle, mu-
tuelle de causalité.

Les symptômes que j'ai décrits, la marche, la coexistence de l'exostose avec des douleurs ostéocopes, l'exa-
cerbation nocturne sont autant de révélations qui for-
tifieront le diagnostic, surtout si l'on tient compte des
accidents qui doivent avoir précédé.

NÉCROSES DES OS. — FISTULES CONSÉCUTIVES. —
J'ai indiqué que l'exostose pouvait quelquefois se ra-
mollir, suppurer, se nécroser, c'est-à-dire être frappée
de mort, d'autant plus facilement qu'elle est parfois
l'objet d'un travail ulcératif. La nécrose peut aussi envahir des parties d'os non exostosés, non éburnés, indurés, non raréfiés ; mais il est probable que ces portions d'os doivent avoir subi une transformation morbide qui les rend plus aptes à la gangrène. Les effets
de ces nécroses sont les mêmes que ceux des ostéites
suppurées vulgaires, non spécifiques, avec cette différence que l'intensité inflammatoire qui caractérise
les nécroses syphilitiques est presque nulle.

J'ai vu des cas de plaies profondes, à trajet fistuleux provenant d'os mortifiés et en suppuration. Je me
souviendrai toujours d'une fistule de l'aisselle qui
aboutissait à une nécrose de la deuxième côte. Le malade avait déjà consulté des médecins et chirurgiens
distingués. Un d'entr'eux avait soupçonné un vice
syphilitique. Les indications du malade, auxquelles il
ne faut pas toujours trop se rapporter, comme on le
verra, avaient chassé de l'esprit de ce confrère toute
pensée bien arrêtée d'un accident syphilitique. Je fus
mis sur la voie par une tumeur prévertable, visible au
fond de la bouche, en arrière des muscles préverté-

braux. Cette tumeur était une exostose du corps de la cinquième vertèbre cervicale. J'employais un traitement mixte, je fis pratiquer dans le trajet fistuleux des injections spécifiques, j'ordonnais des frictions appropriées, et les pansements de la plaie externe étaient faits avec du sparadrap de Vigo, mercuriel. Au bout d'un mois la fistule était complètement guérie. N'est-ce pas un fait qui atteste que l'ulcération, la suppuration d'une exostose ignorée avant la nécrose avaient été produites par la vérole.

Ce fait et bien d'autres semblables enseignent que les fistules ayant pour point de départ une surface osseuse doivent presque toujours leur existence à **un** vice général, à une diathèse que l'on doit nécessairement rechercher avec soin si l'on veut débarrasser les malades de ces désordres, objet d'inquiétudes incessantes.

DÉVIATION DES OS. — Ces difformités sont plutôt le résultat d'un travail morbide produit sur les os sous l'influence de la vérole, qu'un véritable accident pouvant être classé. C'est la suite et non l'entité de l'accident qui tourmente le tissu osseux. Des boursouflures, des atrophies, des hypertrophies, l'éburnation ou la raréfaction peuvent modifier profondément l'aspect topographique du squelette, au point de rendre les os qui le composent presque méconnaissables aux yeux même des chirurgiens. Ces déformations sont sensibles et perceptibles durant la vie, lorsque les os qui en sont l'objet peuvent être touchés et déliminés à travers les parties molles.

GOMMES. — On appelle de ce nom des produits morbides qui s'infiltrent dans les tissus organiques et notamment dans les muscles, dans les interstices des muscles, dans la partie tendineuse. (Voir planche IX). Leur dénomination a été tirée de la ressemblance qu'ont ces produits tertiaires syphilitiques avec une solution plus ou moins épaissie de gomme. Cependant cette similitude est loin d'être mathématique ; souvent ces tumeurs sont remplies d'un liquide, presque séreux ; d'autres fois elles sont formées de matière presque cartilagineuse. Ces tumeurs, d'abord indolentes, ne manifestant leur présence que par la sensation d'une grosseur mobile, deviennent douloureuses et s'enflamment dans des limites circonscrites. Elles augmentent de volume, la peau qui les recouvre prend une couleur rouge-brun, et bientôt la gomme se ramollissant s'ulcère. Il se forme une plaie qui ne se ferme qu'après la fonte complète de la matière gommeuse. Il se produit alors une vraie plaie ulcérative, arrondie, à bord plus ou moins enflammés. (Voir planche IX). Ordinairement, la surface profonde est toujours plus large que l'ouverture. Cette observation, qui paraît capitale aux yeux des syphilographes, se rencontre aussi dans les abcès ordinaires, dont l'ouverture n'atteint jamais les dimensions de la base de l'abcès, à cause du décollement plus ou moins circonscrit.

Les gommes se rencontrent par ordre de fréquence dans les muscles de l'avant-bras, de la jambe, du bras, de la cuisse, de la face, du cuir chevelu, dans les organes sphanchniques ou viscéraux, notamment au cœur et au foie.

Ce qui distingue les gommes des autres accidents syphilitiques, c'est que, contrairement aux autres manifestations de la vérole, elles se produisent dans les parties profondes de la peau, sous la peau ou sous les muqueuses, dans les tissus sous-jacents et marchent de dedans en dehors.

Ce dernier point essentiel d'observation est identique à la différence qui existe entre la pustule maligne et le charbon. Celui-ci va de dedans en dehors et la pustule de dehors en dedans.

Il est probable que bon nombre de gommes ne sont

pas même soupçonnées, le traitement bien institué pouvant supprimer la gravité de la vérole, dont les manifestations tardives demeurent quelquefois insignifiantes.

Les gommes s'ulcèrent souvent, surtout si le malade n'est pas soumis à une médication rationnelle, spécifique. Ces productions indiquent une invasion profonde de la syphilis. Si cet accident n'appartient pas à la période tertiaire comme certains auteurs le prétendent, il démontre incontestablement une vérole profondément enracinée et arrivée à une phase très-avancée.

Il est facile de distinguer ces tumeurs des autres productions analogues de cause ordinaire, telles que kystes, engorgements des glandes, etc. Le siége, la marche, les antécédents les feront diagnostiquer sûrement.

On ne pourra les confondre avec les exostoses si l'on s'assure que la tumeur n'est ni fixe ni adhérente aux os, qu'on la mobilise facilement en la pressant tantôt d'un coté, tantôt de l'autre. Le défaut d'adhérence est le signe qui affirme le plus sûrement l'existence d'une gomme et non celle d'une exostose.

TESTICULE VÉNÉRIEN ou *gommes des testicules*. — On appelle ainsi l'infiltration de produits morbides dans le testicule même, infiltration qui marche plus tard à travers les enveloppes des glandes testiculaires. La glande se bosselle, se tuméfie, devient lourde, puis les enveloppes et surtout la tunique albuginée s'épaississent; le scrotum ou enveloppe cutanée devient plus luisant, moins plissé. A mon avis l'affection désignée sous le nom de testicule vénérien n'est autre chose que la réunion de tumeurs gommeuses qui se forment dans le tissu testiculaire. Ces tumeurs, d'abord petites, augmentent en nombre et en dimension, se réunissent, produisent des élevures, des bosselures à la surface du scrotum, puis s'ulcèrent sur plusieurs points, engendrent une suppuration spéciale, véritable fonte de matières gommeuses plus ou moins épaisses.

Ordinairement un seul testicule est atteint ; malgré quelques observations de double attaque, il est acquis à la science qu'un seul testicule demeure affecté. Cette maladie est plutôt gênante, dégouttante que douloureuse. Lorsque la maladie est arrivée à la phase ulcérative, on voit se produire des trajets fistuleux ; le liquide qui s'échappe de ces fistules irrite le scrotum, le haut des cuisses et occasionne souvent sur ces parties un prurit, une démangeaison insupportables.

On pourrait confondre cette affection avec l'orchite, l'hydrocèle, la varicocèle et surtout le sarcocèle ou cancer du testicule.

Pour éviter une confusion quelconque qu'on veuille bien se souvenir de ce que j'ai dit à propos de ces maladies.

Ainsi on sait que l'orchite est presque toujours précédée d'un écoulement uréthral, que la partie enflammée est très-douloureuse, d'un rouge plus ou moins foncé, que la tumeur est limitée, arrondie, très-sensible, jamais bosselée.

On sait que l'hydrocèle a des caractères particuliers et des moyens de diagnostic qui ne la feront jamais prendre pour un testicule vénérien.

Le varicocèle pourrait amener une certaine confusion par les bosselures occasionnées par les veines variqueuses, c'est-à-dire augmentées de volume; mais la disposition de ces veines en grappes, en chapelet, cédant à la pression; le prolongement de ces gonflements veineux, allant jusqu'à l'anneau inguinal ; la facilité de limiter et préciser la position de la glande du testicule sont autant de signes qui arrêteront un diagnostic réel.

Le sarcocèle ou cancer du testicule semblerait plutôt donner le change aux observateurs. L'aspect de la partie présente la même conformation.

Pour éviter de faire fausse route, j'indiquerai surtout quelques signes assez significatifs. Ainsi le sarcocèle a une forme peu ou point bosselée, ne donne pas au toucher la sensation d'agglomération de tumeur. On perçoit avec les doigts une seule tumeur volumineuse, non dépressible. La partie augmente considérablement et dépasse de beaucoup les dimensions du testicule vénérien. La peau du scrotum est intacte, sans produits prurigineux. Le sarcocèle est souvent douloureux, mais moins que l'orchite. Malgré l'examen attentif de la tumeur testiculaire il est bien souvent difficile de certifier le genre d'affection, si l'on ne tient un compte rigoureux des antécédents du malade. En cas de doute plus obscur, le traitement deviendrait le juge en dernier ressort.

L'*infiltration tuberculeuse* du testicule semblerait simuler les testicules vénériens. Sa marche, son début partant de l'épididyme et souvent du cordon, pourront guider l'observateur. D'un autre côté, il est rare que l'individu atteint de tubercules aux parties, n'éprouve des symptômes généraux qui laissent confirmer la diathèse tuberculeuse. L'examen des poumons et de l'abdomen mettront facilement sur la voie.

Si le développement de tumeurs gommeuses s'effectue sur le trajet d'un nerf, celui-ci est souvent comprimé et frappé de névralgie. Cette cause, souvent méconnue, jette les malades et les praticiens dans des embarras regrettables.

HÉRÉDITÉ DE LA SYPHILIS.

Comme dernière conséquence du chancre induré, je dirai un mot de l'*hérédité*, c'est-à-dire de cette faculté que possède le virus syphilitique de se transmettre aux enfants de parents vérolés.

Le virus passe-t-il tel et quel du père, de la mère aux enfants? Subit-il une transformation quelconque?

L'affirmation comme la négation peuvent servir de réponse à cette double question.

L'enfant ne présente jamais des marques d'accidents primitifs, mais quelquefois des traces d'accidents secondaires et le plus souvent des conséquences tertiaires.

D'autres fois, le virus se transforme pour constituer des diathèses, qui prendront le nom de *scrofule* ou *humeurs froides*, de *tubercules*, de *crétinisme*, d'*ostéomalacie* ou affaiblissement des os.

Véritable Protée, la vérole peut prendre diverses formes qui, sans pouvoir cependant être affirmées, sont probablement amenées par le virus syphilitique.

L'hérédité engendre des maux nombreux, porte un préjudice considérable à la pureté de l'espèce humaine. Je suis tellement convaincu de cette vérité que je taxe de crime de *lèse-humanité* le mariage entre personnes encore sous l'influence de syphilis récente ou mal guérie.

Dans le cas où le médecin est appelé à donner son avis, il doit toujours, sinon empêcher ces *liaisons* vraiment *dangereuses*, mais au moins retarder autant qu'il le pourra une union dans de pareilles conditions.

Qu'on jette un moment les yeux sur les terribles conséquences de pareils mariages. Outre l'infection réciproque des époux, s'ils ne sont pas tous deux syphilisés déjà, quel avenir attend les enfants qui naîtront de pareils couples. Ou la fonction génératrice sera nulle, impossible, ce qui est le plus désirable, ou les grossesses n'arriveront pas à terme, danger assez considérable pour la mère ; ou les enfants naîtront malingres, syphilisés ou frappés de diathèses, transformations de la vérole passée au crible de la copulation. Ces enfants sont voués ou à la maladie ou à la mort. L'exception à cette règle sera d'autant plus rare que les parents seront plus voisins du début de la syphilis. Que les maris, qu'une conduite *cascadeuse* jette dans des aventures dont on ne sort le plus souvent que souillé ou malade, réfléchissent sur les conséquences terribles de leurs excursions dévergondées ! Le trouble du ménage, si l'épouse se méfie ou si elle découvre le secret que cherche à cacher l'époux ; l'infection de l'épouse, si le mari appréhende de laisser soupçonner son état ; la stérilité probable de la mère, si elle est infectée ; la syphilisation des enfants, s'ils surviennent dans de telles conditions, tel est le bilan que constituent les alternatives qui frappent presque fatalement la famille. Le nombre considérable de malheurs pareils que j'ai eu à redresser ou à guérir me pousse à élever bien haut la voix de mon expérience.

Le plus souvent, le fœtus infecté meurt dans le sein de la mère, est expulsé avant terme, s'il a été conçu pendant l'évolution secondaire et surtout si les deux parents sont infectés.

Lorsque l'enfant ne meurt pas, notamment s'il a été engendré vers la fin de la période secondaire ou pendant la tertiaire, il vient au monde avec des traces syphilitiques présentes ou très-prochaines, qui retarderont son développement, le rendront sérieusement malade ou le frapperont de mort.

Si l'enfant vit, on voit souvent se développer des vices organiques ou des diathèses qui le précipitent dans des infirmités terribles, si elles ne le tuent pas.

Si je voulais présenter avec détails le tableau déjà si sombre de l'hérédité syphilitique, je n'en finirais pas, tant seraient nombreuses et noires les pages de ce chapitre.

Les conséquences héréditaires sont tellement dégradantes qu'on ne saurait trop prévenir les gens du monde de prendre des précautions capables d'en arrêter la funeste propagation. Eclairer le public, lui montrer par des règles d'hygiène les soins qu'il doit employer pour prévenir cette fâcheuse hérédité, résultant d'une méprise ou d'une mauvaise médication à propos de la dualité du chancre ; lui faire toucher du doigt les terribles conséquences qui envahissent les familles, si l'on ne redoute pas de se confier à des gens ignorants ou exploiteurs de l'insouciance des malades, n'est-ce pas rendre à ce public un service éminent. La lecture de livres indiquant toutes les phases des maladies vénériennes, toutes les terribles suites et transformations de la syphilis, toutes les complications de ce mal hideux, n'est-elle pas des plus profitables, des plus utiles? La peur du châtiment, la vue des profondeurs de cette boîte de Pandore produiront plutôt la sagesse et la régularité de la conduite que les leçons les plus éloquentes de morale.

Le seul reproche que l'on pourrait adresser à la propagation des livres traitant des maladies vénériennes, serait de les accuser de pousser la jeunesse à se jeter dans un autre vice terrible, la masturbation, auquel les jeunes personnes peuvent se livrer en tout temps, en tout lieu, sans s'exposer aux maladies syphilitiques. On pourrait craindre un pareil résultat, si le même lecteur n'avait vu passer sous ses yeux un chapitre spécial traitant de ce vice et de ses ignobles conséquences. Il ne saurait donc ignorer que la vérole, il est vrai, a des accidents immédiats, guérissables le plus souvent, ainsi que des suites médiates, héréditaires, sérieuses autant au point de vue de la vie individuelle que de la vie sociale, mais il aura appris en même temps que le vice de la masturbation affaiblit immédiatement, dégrade l'intelligence, rabougrit le développement physique et moral, amène des états morbides qui entraînent des infirmités ou la mort. En présence de deux écueils, il cherchera à éviter celui qui engloutit le plus immédiatement, le plus sûrement. D'ailleurs, l'expérience et l'observation démontrent que l'homme comme la femme se jettent de préférence dans la débauche, quoique hérissée de pointes blessantes, empoisonnées ; qu'ils s'éloignent le plus promptement de ce vice honteux, la masturbation, cause de la plus hideuse dégradation, objet de la réprobation de tous.

Le résultat le plus convenable serait celui qui déciderait les jeunes gens à demeurer le plus longtemps possible chastes ou tout au moins réservés dans leur conduite.

Pour terminer le chapitre de l'hérédité, il ne serait pas hors de propos de dire un mot de la syphilis des nouveau-nés. Mais ces descriptions sortiraient de mon sujet ou plutôt dépasseraient le but que je me suis proposé et imposé. On ne sait vraiment pas où l'on s'arrêterait si l'on pénétrait dans le dédale obscur qui renferme les symptômes de l'invasion infantile. Les lecteurs étrangers à notre art ne profiteraient d'aucun enseignement pratique et utile dans cet exposé, souvent fantaisiste, des accidents héréditaires. Les praticiens se trouveraient-ils suffisamment éclairés et édifiés sur cette partie de la science qui prête le flanc à tant de controverses ?

Parmi les nombreux traités que j'ai parcourus et étudiés j'ai été frappé des descriptions produites dans la pathologie vénérienne de MM. Belhomme et Martin ; je conseille à ceux de mes lecteurs qui voudraient se rendre un compte plus minutieux de la *syphilis in-fantile* de lire avec soin ce chapitre de l'ouvrage de ces messieurs, qui est écrit sans idées préconçues et dans le seul but d'être véritablement utile et instructif.

TROISIÈME PARTIE

De la Contagion des Maladies Vénériennes et de l'indication des organes pouvant être contaminés.

Dans ce chapitre je vais passer en revue toutes les maladies vénériennes et leurs conséquences, en donnant sur chacune d'elles mon opinion à propos de leur degré de contagion, de la facilité de leur pouvoir contagieux. Je m'appliquerai à entrer dans quelques détails capables de préciser l'action contagieuse.

Herpès. — Cette affection est peu contagieuse. La bénignité de cette éruption est telle que l'on peut ne pas s'arrêter à la crainte d'un coït pendant l'évolution herpétique. La seule appréhension qui pourrait être prise en considération, serait de s'exposer à un coït avec une personne inconnue alors qu'on est sous l'influence d'un herpès, porte facile d'introduction par où peuvent pénétrer divers virus.

Balanite. — Cette affection est contagieuse, si elle est le résultat d'une infection blennorrhagique ; dans le cas contraire, elle ne l'est presque pas. Cependant j'engage les malades qui en sont atteints de repousser tout coït, préjudiciable à la guérison et qui, à la rigueur, pourrait occasionner une inflammation identique des parties externes ou internes de la femme.

Balano-posthite. — On peut en dire autant de cette maladie locale, dont la cause et les conséquences sont semblables.

Blennorrhagie ou *chaude-pisse*. — Cette inflammation, spécifique ou non, est essentiellement contagieuse ; on peut même avancer que c'est la maladie la plus facile à contracter, à cause de l'abondance du mucopus s'écoulant dans le vagin pendant le coït. Cette maladie peut aussi occasionner par contagion l'ophthalmie la plus grave. La blennorrhagie est d'autant plus contagieuse qu'elle est plus aiguë. Un homme atteint de blennorrhagie communiquerait cette inflammation purulente à l'anus et au rectum de la personne avec laquelle il aurait des rapports de *pédérastie*, de *sodomisme*.

Blennorrhée ou *Goutte militaire*. — Cet état chronique de l'uréthrite blennorrhagique n'est pas contagieux. Il peut le devenir momentanément si, par suite de l'excitation prolongée des parties malades sous l'influence d'un coït répété et fatigant, la blennorrhée était ramenée à un état plus accentué, aigu passagèrement. Néanmoins, en thèse générale, on peut affirmer que la chaude-pisse passée à l'état chronique, à l'état de goutte militaire a perdu tout pouvoir contagieux.

Vulvite. — Son pouvoir contagieux est soumis aux mêmes influences que la posthite et la balano-posthite.

Vaginite. — La vaginite ou blennorrhagie de la femme est éminemment contagieuse. Je suis tellement convaincu de la contagion essentielle de la vaginite aiguë que je doute fort qu'un homme puisse sortir intact d'un rapprochement un peu prolongé avec une

femme atteinte de vaginite, si toutefois il ne se soumet
pas à des moyens hygiéniques capables de laver, dé-
layer et déterger le muco-pus contagieux.

VAGINITE et URÉTHRITE CHRONIQUES. — Lorsque l'état
chronique est survenu, ces maladies perdent, comme
chez l'homme, leur pouvoir contagieux ; cependant je
ne crois pas prudent un coït dans de pareilles conditions si le rapprochement sexuel doit être prolongé,
répété, si la femme ne se soumet chaque fois à des soins
de toilette hygiénique. On peut, malgré ces craintes,
affirmer que la contagion des états chroniques est né-
gative ou tout au moins douteuse. Chez la femme,
plus facilement que chez l'homme, ces affections peuvent subitement reprendre un caractère aigu et partant contagieux.

Les écoulements inflammatoires du vagin pourraient
frapper d'ophthalmie blennorrhagique les personnes
qui se laisseraient entraîner à se livrer à des baisers
lascifs sur les parties sexuelles infectées de la femme.

BUBON. — Le bubon blennorrhagique n'est pas contagieux, mais comme il n'est pas démontré encore que
ces bubons ne soient pas amenés par des chancres
cachés dans l'urèthre ou dans les plis du vagin, il
est de la plus grande prudence de ne pas s'exposer à
une contagion hypothétique, il est vrai, mais probable
et certaine dans le cas d'une causalité chancreuse.

Je répète que si le bubon est purement amené par
une blennorrhagie simple, la contagion est nulle.

RÉTRÉCISSEMENTS. — Il est, je crois, inutile de chercher à détourner toute idée de contagion à propos de
ces maladies. Ce serait faire injure à mes lecteurs. La
contagion ne joue aucun rôle dans ce genre de conséquence de la chaude-pisse.

ORCHITE. — Pas de contagion possible.

Catarrhe de vessie. — On n'a pu jusqu'à ce jour indiquer aucun cas de contagion. Toute observation contraire ne serait qu'une simple coïncidence. Cette maladie est très souvent héréditaire.

Ophthalmie blennorrhagique. — Essentiellement contagieuse, soit directement, soit indirectement. Les malades atteints d'ophthalmie purulente de cette espèce devront bien s'observer pour ne pas se toucher les yeux où ils pourraient puiser du pus capable d'infecter l'œil sain ou celui d'autres personnes. On sait déjà que cette maladie grave est occasionnée par le pus blennorrhagique de l'homme ou de la femme.

Arthrite blennorrhagique. — Cette inflammation spéciale des articulations par l'effet de l'infection métastatique (1) du muco-pus blennorrhagique ne peut pas être contagieux.

Végétation blennorrhagique. — Ces productions morbides ne sont contagieuses que lorsqu'elles sont humides par l'effet d'un suintement virulent. Les végétations à l'état sec ne se communiquent pas.

Excoriation du col de la matrice. — Cette affection peut occasionner sur l'extrémité de la verge un peu d'inflammation, amenant notamment des balano-posthites. Dans le cas où l'excoriation coexisterait avec un restant de blennorrhagie, la chaude-pisse se mettrait de la partie.

Uréthrite chronique de la femme. — Cet état chronique ne se communique pas, à moins que la femme ne soit en même temps atteinte d'écoulement leucorrhéique ou blennorrhagique ; car souvent l'uréthrite

---

(1) Contagion produite à distance, sans possibilité d'explication anatomique affirmative, autre que par le transport à travers les canaux lymphatiques ; explication bien hasardée.

chronique fait soupçonner la probabilité d'une affection vaginale. Dans cette coïncidence, l'homme pourrait être contaminé plus ou moins légèrement.

CHANCRE SIMPLE, MOU.—Essentiellement contagieux. Non-seulement ce chancre, plus contagieux que le chancre induré, à cause de son abondante suppuration et de la largeur de sa surface, peut être facilement contracté, mais encore il se reproduit sur le même malade à toutes ses périodes, excepté à celle de cicatrisation, exception plutôt hypothétique que réelle. Aussi ce chancre est rarement solitaire, unique. Sa facilité de reproduction doit engager à prendre des précautions pour empêcher sa *bave* contagieuse de se répandre.

Quoiqu'on ait cité des observations de personnes ayant pu impunément s'exposer à la contagion du chancre mou, je ne saurais trop insister sur la nécessité de ne pas se fier à de pareilles immunités beaucoup plus rares en l'espèce que lorsqu'il s'agit de chancre induré, toujours plus petit, moins chargé de suppuration, plus solitaire. Quelques faits négatifs ne peuvent détruire les faits positifs, pas plus que l'exception ne détruit la règle ; l'exception n'en est-elle pas au contraire la confirmation.

CHANCRE PHAGÉDÉNIQUE OU GANGRÉNEUX. — L'état de phagédénisme du chancre n'ajoute rien au degré de contagion ; il semblerait plutôt diminuer un peu sa contagiosité. Le chancre frappé de gangrène doit-il nécessairement se reproduire sous cette forme morbide? Non. L'observation de chaque jour prouve que ce chancre occasionne le plus souvent un chancre simple, non phagédénique, mais avec tendance à l'inflammation.

CHANCRE DIPHTÉRITIQUE OU COUENNEUX.—Par analogie, on peut avancer que cette modification du chancre, si elle est véritablement une entité morbide, peut se reproduire. Il est hors de doute que cet état peut être communiqué, soit simple, soit avec la complication couenneuse.

VÉGÉTATIONS CHANCREUSES, *résultant de l'invasion chancreuse*. — Je répéterai ce que j'ai dit des végétations de la posthite et de la blennorrhagie; si elles sont sèches, elles ne sont pas contagieuses. Si, au contraire, elles sont humides et placées dans le voisinage de chancres simples, elles peuvent devenir le moyen de transport de ces chancres. Sur le même individu les végétations se reproduisent facilement. Est-ce par contact, par infection directe? Est-ce par la même cause qui a produit les premières? Ces deux théories peuvent être soutenues.

BUBONS, *suites de chancres simples*; BUBONS CHANCREUX (voir planche II). Ces bubons ne peuvent être contagieux excepté quand ils suppurent. Dans ce dernier état le pouvoir de communication est identique à celui des chancres qui les ont produits, surtout lorsque la plaie qui en résulte prend tous les caractères chancreux. Dans ce cas c'est un bubon auquel nécessairement on doit donner le nom de chancreux; car c'est un véritable chancre germant sur le bubon, par suite d'une inflammation ulcérative. A l'aspect de la plaie du bubon le médecin pourra affirmer si la contagion en est réelle, douteuse ou nulle.

ACCIDENTS PRIMITIFS. — Les accidents primitifs qui transforment le chancre en porte d'entrée de la vérole sont contagieux en raison de leur mode d'évolution. Ces états qui affirment la vérole sont l'induration et la pléiade, c'est-à-dire le chancre devenu induré, modification perceptible de son espèce, et la pléiade ou engorgement ganglionnaire rarement suppuratif, non contagieux.

CHANCRE INDURÉ. — Ce chancre est très contagieux, à un degré cependant un peu inférieur à celui du chancre mou. A ce propos, il n'est pas inutile de faire remarquer que la légère différence de facilité de contagion tient moins à la nature du chancre, qu'à la production suppurative moindre, qu'à sa plus petite surface et qu'à son isolement ordinaire sur le même individu.

Ces considérations m'amènent à promulguer la loi suivante : *Le pouvoir contagieux de ces deux espèces bien différentes de chancre est en raison directe de la quantité de suppuration, de l'étendue de l'ulcère et non en raison de la nature du chancre* ; ce qui revient à dire que si le chancre induré présente des cas nombreux d'immunité, alors que le coït avait lieu entre sujets, dont un était infecté de ce chancre, ce n'est pas parce que celui-ci est moins contagieux que le chancre simple, mais parce que sa surface étant moindre, moins suppurante, les moyens de contagiosité sont moindres et plus restreints.

Ordinairement le chancre induré ne se reproduit pas sur le même individu. Si je dis ordinairement, c'est que la grande loi formulée par le professeur Ricord a subi d'assez nombreuses exceptions, qui forment des groupes d'observations capables d'entamer cette rigueur scientifique. Les cas de chancres indurés multiples sont tellement nombreux ; les cas d'infection répétés à d'assez grande distance, il est vrai, ont tellement cours dans la science, qu'on s'est cru obligé de les expliquer. Voici à ce sujet mon opinion :

Plusieurs déchirures, plusieurs pustules ou plaques ou ulcérations apparaissant en même temps ou à des distances très rapprochées doivent nécessairement subir les effets de l'infection affirmée par l'induration. Il n'y a dans ce mode d'action morbide rien qui puisse offusquer des observateurs sérieux.

S'il est reconnu qu'un malade peut être guéri de la vérole, ne peut-on donc pas admettre qu'il puisse reprendre le même mal.

On a longtemps affirmé que la petite vérole n'atteignait qu'une fois le même sujet. Quand on eut observé des cas nombreux d'infection nouvelle de la petite vérole, de la variole, on dut expliquer ces faits par la cessation du pouvoir d'immunité de la première atteinte ou du virus-vaccin. Aussi s'est-on empressé de conseiller et pratiquer les revaccinations, dont on se plaît à reconnaître les effets précieux.

Cette affirmation est bien ébréchée aujourd'hui. Ou il faut admettre ces faits, ou il faut rejeter la possibilité de la guérison de la syphilis. Je préfère me ranger du côté de cette possibilité; elle est pour moi non-seulement une consolation, mais encore le produit d'observations moins rares qu'on ne pourrait le supposer.

Ce qui demeure inébranlable, jusqu'à ce jour, c'est l'affirmation suivante : *Le chancre induré ne se reproduit jamais sur le même sujet ;* en dehors des considérations que je viens de signaler et qui infirment en partie l'opinion de ceux qui indiquent le chancre induré comme toujours solitaire. C'est *presque toutours solitaire* qu'il faut dire.

CHANCRE INDURÉ PHAGÉDÉNIQUE. — Cet état, plus rare que lorsqu'il s'agit de chancre simple, détruit quelquefois l'induration en totalité pour ne laisser qu'une ulcération molle phagédénisée. L'infection syphilitique n'est pas anéantie, si la pléiade s'est montrée déjà, mais la manifestation locale ulcéreuse et contagieuse a été emportée.

Il n'est pas établi cependant que cette ulcération ainsi modifiée ne puisse déterminer des chancres indurés sur les personnes qui s'exposeront à cette contagion. Ce point de la science a d'autant plus besoin d'être étudié que le phagédénisme s'empare plus rarement du chancre induré.

PLÉIADE. — Cet engorgement ganglionnaire de l'aîne ou du cou ne peut être contagieux. Néanmoins un des ganglions du chapelet pouvant suppurer quelquefois quoique très-rarement, s'indurer même, il faut faire certaines réserves à ce sujet. Il convient de dire que cet accident primitif n'est contagieux qu'en cas de suppuration de ces éléments.

ACCIDENTS SECONDAIRES. — Pénétrés de l'autorité du maître moderne on croyait que ces accidents, si nombreux, n'étaient jamais contagieux. La place était forte, le gouverneur ténace et vigoureux ; aussi croyait-on à l'inexpugnabilité de la forteresse. Cependant les contradicteurs se formant à l'observation grandirent, devinrent des champions dignes du maître ; une audace respectueuse les changea bientôt en combattants loyaux ; ils assiégèrent la place qu'ils parvinrent à entamer en pratiquant quelques brêches considérables. Les opinions de M. Ricord furent ébranlées, secouées. Hâtons-nous de dire que le maître s'empressa de confesser ses erreurs, en convenant de la possibilité de contagion des quelques accidents secondaires. En général les accidents secondaires sont d'autant plus contagieux qu'ils sont moins secs. Voyons quels sont les degrés de contagion des divers et innombrables accidents secondaires.

ROSÉOLE. — Non contagieuse.

ERYTHÈME DE LA BOUCHE. — Lorsque cette inflammation spécifique est simple, sans exsudation, elle n'est pas contagieuse.

APHTES, PRODUITS MUQUEUX SYPHILITIQUES. — Ces produits morbides, transformations ordinairement des plaques muqueuses de la luette, du palais, des amygdales, de l'arrière-gorge, sont contagieux. Par des baisers lascifs répétés, ils peuvent se communiquer en étant baignés par la salive qui sert d'excipient, de véhicule. L'introduction de la verge dans la bouche, la succion du clitoris, les baisers déposés sur les organes sexuels externes de la femme sont autant de moyens de communication qui facilitent la contagion de ces accidents secondaires.

ULCÉRATIONS DE LA BOUCHE. — J'en dirai autant de la contagion certaine de ces produits de la vérole, avec cette différence que ceux-ci sont plus contagieux en raison de la sécrétion qui accompagne ces ulcérations. D'ailleurs, ces ulcères sont très-souvent indurés. Ils sont, comme l'accident primitif, affirmés par l'induration et la pléiade cervicale ou sous-maxillaire. Que de véroles n'ont pas eu d'autre voie d'introduction, d'inoculation.

CROUTES, ULCÈRES DU NEZ. — Ces accidents consécutifs, quelquefois primitifs, puisqu'ils présentent parfois les caractères distinctifs de l'ulcération chancreuse indurée, sont aussi contagieux que les précédents, avec lesquels ils ont des points communs, tels que la précocité d'apparition et la similitude d'aspect. Si ces accidents du nez sont plus rarement communiqués, c'est que le débordement des passions et le raffinement des goûts immondes ne sont pas encore parvenus à inventer des actes s'adressant à ces ouvertures naturelles.

CROUTES DU CUIR CHEVELU. — *Ecthyma, impétigo syphilitiques des cheveux.* — Ces différentes formes des croûtes qui envahissent le cuir chevelu et la face, là où existent des poils, sont contagieuses médiatement et immédiatement. Elles le sont d'autant plus qu'elles produisent des exsudations liquides. Ces accidents peuvent se communiquer médiatement par les objets servant à la toilette de la tête, tels que peignes, éponges, rasoirs, etc.

Ces objets déchirent, coupent, se chargent de sanie, qu'ils transportent sur la tête d'un autre individu. Ces observations de contagion médiate ne sont pas rares malheureusement.

ALOPÉCIE ou *chute des cheveux et des poils.* — L'alopécie ne peut pas être à proprement parler contagieuse; mais les bulbes pileux étant malades pourraient déposer une certaine humeur contagieuse qui, transportée sur un sujet, y pourrait déterminer des accidents syphilitiques entraînant l'alopécie. C'est une supposition gratuite que j'indique comme probable, sans cependant fonder sur elle un certain degré de pouvoir contagieux de cet accident.

ADÉNITE CERVICALE.— Aucun pouvoir contagieux, si cette inflammation ne produit de suppuration extravasée, susceptible d'être inoculée. Même, dans ce cas, la contagion est douteuse.

SYPHILIDES. — Les syphilides sont des accidents secondaires qui comprennent toutes les manifestations apparentes de la peau et des muqueuses, naissant sous l'influence de la syphilis. Ce sont donc des conséquences du chancre induré. Je crois donc inutile dans ce chapitre, comme dans les précédents, d'entrer dans une énumération minutieuse de chacune d'elles.

Il me suffira de donner chacune des espèces par groupe et de faire connaître le degré de contagion de ces espèces, de ces groupes. De même que le virus, pour être plus aisément inoculé, contagieux, a besoin d'une porte d'entrée, telle qu'érosion, gerçure, soulèvement épidermique, humidité des surfaces cutanées ou muqueuses ; de même il lui est nécessaire de rencontrer une porte de sortie qui lui permette d'aller s'implanter ailleurs.

La vésicule ordinairement renferme une sérosité quelconque, une humeur, un liquide en un mot, capables de tenir en solution ou en suspension les mollécules contagieuses, inoculables. Nous verrons que le sang lui-même peut remplir cette redoutable fonction. Donc, plus les syphilides présenteront ces conditions essentielles, plus elles seront contagieuses. Cela dit, je vais rapidement m'occuper de la contagion des diverses espèces.

SYPHILIDES MACULEUSES, PIGMENTAIRES OU TACHES. — Ces accidents ne sont jamais contagieux, parce qu'ils sont toujours secs.

SYPHILIDES VÉSICULEUSES ou *vésicules*. — Ces accidents ne sont pas contagieux à l'état vésiculaire; mais dès que les vésicules sont rompues, déchirées, elles comportent un pouvoir contagieux en raison directe de leur volume et de la quantité du liquide sécrété, extravasé. Je m'empresse d'affirmer que la vérole est rarement communiquée par ce genre de syphilides.

SYPHILIDES PUSTULEUSES ou *pustules*. — Peu contagieuses, si elles ne sont déchirées, lacérées, ouvertes. La pustule qui grossit se dessèche et tombe, n'acquiert jamais la faculté de se transmettre. Il n'en est plus de même si par leur déchirure s'échappe un liquide sanieux.

SYPHILIDES PAPULEUSES ou *papules*. — Elles ne sont jamais contagieuses. Le malade atteint de ces syphilides, s'il donne la vérole, doit nécessairement porter d'autres accidents réputés contagieux.

SYPHILIDES BULLEUSES ou *bulles*. — Ces syphilides se comportent comme les vésicules et les pustules.
Point de contagion sans déchirure.

SYPHILIDES SQUAMMEUSES ou *squammes, écailles*. — Pas de contagion possible, si elles sont sèches, comme cela doit être, seules et sans fissures humides.

SYPHILIDES TUBERCULEUSES ou *tubercules cutanés vénériens*. — Pas de contagion, si elles ne sont pas ulcérées.

SYPHILIDES MUQUEUSES OU PLAQUES MUQUEUSES *sèches et humides*. — Très contagieuses, à moins qu'elles soient complètement sèches. Ces syphilides presque toujours plus ou moins humides, s'ulcérant plus ou moins facilement, sont des accidents inoculables surtout s'ils existent sur les muqueuses ou aux environs de cet épiderme interne.

SYPHILIDES ULCÉREUSES ou *ulcères*.— Ces accidents ont un pouvoir contagieux redoutable et certain, d'autant plus énergique qu'ils sont moins éloignés du début de la vérole. Les ulcères syphilitiques sont ordinairement des complications et non des entités morbides. Dès que cette transformation atteint les syphilides, on doit craindre et éviter toute exposition à la contagion médiate ou immédiate.

SYPHILIDES DES ONGLES.— J'ai indiqué que plusieurs genres de syphilides pouvaient envahir le pourtour des ongles du pied, comme de la main. Ces syphilides seront d'autant plus contagieuses, qu'elles seront soumises à la grande loi pathologique invoquée déjà dans plusieurs paragraphes précédents.

L'accident qui envahit l'ongle lui-même n'est nullement contagieux.

IRITIS SYPHILITIQUE. — Non contagieux.

LÉSIONS SYPHILITIQUES DES ORGANES VISCÉRAUX OU SPHANCHNIQUES. — Si la démonstration de lésions syphilitiques de la surface de l'intérieur des organes est manifeste, on ne saurait refuser à ces accidents un pouvoir quelconque de transmission. La difficulté de contact peut seule faire repousser une contagion que la raison peut admettre sans énormité.

Dans les autopsies, nécropsies faites sur les cadavres soupçonnés de pareils accidents, on devra toujours explorer avec réserve et prudence.

ACCIDENTS TERTIAIRES. — La science ne possède pas encore des faits sérieusement authentiques de contagion immédiate, produite par des accidents tertiaires, tels qu'exostoses, gommes, periostoses, nécroses, testicule vénérien, ostéites, etc. Ainsi, jusqu'à preuve du contraire, on ne peut que nier la contagion. Je ne suis pas cependant bien convaincu de l'impossibilité de cette contagion.

Je craindrais de me voir forcé plus tard d'abjurer cet article de foi pathogénique, qui serait alors taxé d'hérésie. Malgré la dénégation que l'on doit apporter contre toute idée de contagion, je ne puis m'empêcher d'inviter mes lecteurs à la plus grande prudence à ce sujet. Ne pourrait-il pas se faire que des accidents de cette période en pleine suppuration ne fussent transmissibles ?

Le contrôle de l'inoculation artificielle ne pouvant, par respect pour la santé de son semblable, être tenté sur l'homme, il sera toujours sage de s'abstenir de tout contact immédiat avec des malades arrivés à cette étape des manifestations syphilitiques.

Les inoculations scientifiques faites par des médecins et des élèves courageux et dévoués à la science, n'ont produit, il est vrai, que des effets négatifs sur leur corps.

J'ai assisté à une inoculation pratiquée avec du pus d'exostoses ulcérées. Ce jeune élève n'a pas éprouvé d'accidents syphilitiques, mais il a succombé à l'âge de trente-quatre ans, à la tuberculisation des poumons, après avoir traîné depuis l'époque de l'expérience une existence maladive qui l'empêcha même de poursuivre les études du doctorat. Je cite ce fait sans commentaires, sans opinion arrêtée. Je poursuis :

Exostoses.—Non contagieuses, en faisant mes réserves sur l'exostose avec nécrose et suppuration.

Gommes. — Même défaut de contagiosité. Les gommes étant des accidents se rapprochant des manifestations secondaires tardives pourraient posséder un certain degré d'infection possible qui manque certainement aux exostoses même suppurées.

Ayant quelques craintes sur la réalisation de quelque démenti postérieur, je demeure dans le domaine des probabilités, des possibilités.

TESTICULE VÉNÉRIEN. — Les craintes que je laisse entrevoir à propos des gommes en suppuration, ulcérées, prennent plus de consistance à propos du testicule vénérien, de l'agglomération de petites gommes qui suppurent toujours tôt ou tard plus ou moins abondamment.

HÉRÉDITÉ. — Par l'hérédité, c'est-à-dire par cette possibilité bien avérée qu'ont les êtres animés de transmettre par le fait de la génération à leurs descendants les vices physiques, les maladies constitutionnelles, diathésiques, les parents vérolés peuvent infecter les enfants. Et cela d'autant plus sûrement que le père, la mère ou tous les deux en même temps portent des traces plus voisines du début de la maladie.

Par l'hérédité on ne transmet pas l'accident ou les accidents en voie d'évolution au moment de la conception, mais des traces évidentes de la syphilis constitutionnelle.

Les accidents tertiaires sont transmissibles par hérédité ; le plus souvent ils sont transformés et occasionnent des maladies et des diathèses redoutables, telles que la scrofule ou humeurs froides, la tuberculisation, le crétinisme, l'ostéomalacie, ou des difformités et des infirmités épouvantables.

Indication des organes pouvant être contaminés
Voies de contagion.

Les maladies vénériennes, réellement contagieuses même dans leur complication, sont transmises et contractées surtout par les organes de la génération.

Le coït est l'acte qui falicite et avive la contagion de ces maladies.

Les rapprochements sexuels et la masturbation provoquent souvent la détermination de certaines posthites, balano-posthites et vulvites. Le coït fait contracter les blennorrhagies, les bubons, les végétations, les chancres, la plupart des accidents secondaires. Le contact immédiat en dehors du coït peut aussi provoquer l'explosion de ces maladies. Ainsi en couchant dans un même lit avec un syphilitique, couvert d'accidents secondaires transmissibles, on peut être atteint de la vérole.

Le relâchement des mœurs, relâchement aussi vieux que le monde, quoiqu'en disent nos moralistes modernes, a ouvert d'autres voies de contagion. Les baisers lascifs sur la bouche ou sur les organes génitaux, les plaisirs vénériens contre nature, la pédérastie ou sodomisme facilitent et multiplient les contagions, qui ne devraient se produire que par les organes de la génération. La bouche présente d'excellentes conditions pour transmettre et absorber le virus contagieux. La salive est un puissant adjuvant du pouvoir contagieux.

L'anus est souvent infecté dans l'acte de la pédérastie effectué avec un sujet atteint de blennorrhagie, de plaques muqueuses ou de chancre. Le fondement et son pourtour prennent alors une forme en entonnoir qui indique l'habitude qu'a l'individu de se laisser sodomiser. Mais si l'organe introduit est malade, ou l'écoulement blennorrhagique est transmis à la muqueuse rectale , ou l'anus se couvre de plaques muqueuses nombreuses et humides, ou des chancres et des fissures ulcérées se produisent dans les plis de la marge du fondement.

Des plaies de mauvaise nature, des ulcères cancéreux n'ont pas d'autre origine.

J'ai indiqué la facilité que possèdent les yeux d'être infectés par le produit muco-purulent blennorrhagique. Je n'y reviendrai pas.

Les objets de toilette peuvent aussi servir de véhicules à l'infection contagieuse. J'ai parlé du rôle malheureux que pouvaient remplir les peignes, les rasoirs, les éponges, les brosses à cheveux, les houppes à poudre de riz ; j'en dirai autant des canules de seringue, des bains de siége, des grandes baignoires en bois ou en métal, des linges de table ou de toilette, des verres à boire, des cuillers et des fourchettes mal lavés. Tous ces objets et ustensiles peuvent communiquer par contagion médiate la syphilis. Les cas de pareille transmission sont loin d'être rares.

Les doigts peuvent aussi transporter d'un endroit à l'autre des maladies vénériennes. J'ai eu à soigner un jeune enfant auquel sa bonne avait communiqué des accidents secondaires en pratiquant des manœuvres sur la verge.

Le mamelon infécté peut aussi communiquer des chancres et des accidents secondaires à l'enfant allaité, de même que les plaques muqueuses de l'enfant peuvent se transmettre par la succion à la nourrice.

CONTAGION OU INOCULATION PAR LE SANG. — Ceux qui douteraient encore de cette voie d'infection pourraient prendre connaissance des appréciations si exactes et des observations si concluantes, insérées dans des ouvrages sérieux. J'ose espérer que les expériences faites en pleine école, à Florence, par le professeur Pellizari, doivent avoir effacé toute trace de doute. Devant les faits révélés par les tentatives heureuses dans l'Université de la capitale de l'Italie, toute incertitude doit disparaître.

Il est donc incontestable que le sang syphilisé peut produire la vérole chez un individu sain.

Infection par le virus-vaccin. — Le vaccin, pris sur un enfant vérolé, peut-il donner la vérole? Telle est la grave question sur laquelle une foule d'auteurs et d'observateurs se sont complus à exercer de savantes discussions. Devant l'affirmation, l'authenticité démontrée par la brutalité d'observations de faits incontestables, les plus entêtés ont courbé la tête. Ainsi les faits de Rivalta (Italie), ont été confirmés par d'autres faits aussi fâcheux qui se sont produits en Normandie. Ces derniers accidents ont été vérifiés et constatés exacts par M. le professeur de clinique d'accouchement, Depaul, de Paris, et consorts. Ces Messieurs avaient nié et attaqué jusqu'à ce jour les faits antérieurs. Cette triste vérité est donc scientifique, elle doit guider les vaccinateurs dans le choix des enfants *vaccinifères*. Reste une question, un problême à résoudre. Est-ce le sang, mêlé accidentellement au virus? Est-ce le virus lui-même qui, allié intimément au virus syphilitique, facilite et sert de véhicule à l'infection syphilitique? J'ai précisé le rôle que peut jouer le sang dans la transmission de la syphilis. Donc, ici, le sang peut occasionner l'inoculation. Mais le vaccin ne pourrait-il pas aussi être de cet affreux complot? Quelle que soit la solution que l'on veuille donner, quelle que soit la théorie à laquelle on préfère adhérer, il n'en est pas moins désirable qu'on ne se serve qu'avec la plus grande prudence de telle ou telle provenance de vaccin. Il faut rejeter tout cowpox d'origine douteuse. On ne doit recueillir le vaccin que sur des enfants dont les parents sont connus du vaccinateur, ou de celui qui expédie ou transmet le vaccin.

On devra vacciner avec soin et éviter autant que possible de faire saigner les pustules sur lesquelles on puise le vaccin. On évitera au moins, par cette précaution, ce mode de transmission.

Que dire du vaccin recueilli dans les maternités, où les enfants sont tous de naissance inconnue, de santé douteuse, d'origine quelquefois syphilitique? On ne peut qu'être étonné de ne pas assister plus souvent à de nouvelles scènes déplorables.

On ne peut que protester contre une pareille provenance. Que de fois ai-je assisté à des poussées d'humeur survenues sur des enfants exubérants de santé avant la vaccination avec du vaccin de maternité. Ainsi ce liquide bienfaiteur pourra devenir la source impure de malheurs considérables, s'il est le compagnon de cet ennemi de l'espèce humaine, qui porte avec lui le germe de tant de maux et d'infirmités.

La possibilité de cette terrible coexistence dans l'humeur vaccinale est sans doute des plus fâcheuses, mais les faits malheureux amenés par cette triste camaraderie ne sont pas bien nombreux. Heureusement qu'on ne doit pas être bien épouvanté par les couleurs sombres qui rembrunissent le tableau de cette situation.

Il est du devoir de l'hygiéniste de prévenir de pareilles catastrophes qui sont cependant assez rares, grâce à l'observation de la plus grande prudence.

QUATRIÈME PARTIE

Moyens préservatifs ou hygiène privée et publique.

Empêcher les maladies vénériennes de se propager est chose difficile, sinon impossible, lorsqu'on veut bien tenir compte des désirs souvent irrésistibles qui poussent instinctivement l'homme et la femme aux rapprochements des sexes. Il est bien convenu que je ne veux parler ici que de cet appétit naturel sollicité par l'instinct génésique, par la nécessité de la reproduction de l'espèce. Je ne parle pas de ces raffinements ignobles et dégradants qui facilitent et multiplient les voies et moyens de contagion, d'infection individuelles.

Tout en prenant en considération cette irrésistible force qui pousse vers l'acte de la génération ; tout en tenant compte de la voix provocatrice des passions, des désirs impurs, on ne peut s'empêcher de taxer d'acte criminel la cohabitation d'un sujet malade avec un sujet sain. L'individu atteint surtout de chancre induré ou de manifestations syphilitiques contagieuses, commet une mauvaise action en s'exposant sciemment à la possibilité d'infecter pour la vie son semblable. Quoique cet acte pervers ne tombe pas sous les coups de la loi humaine, il ne doit pas moins être l'objet de la réprobation générale, de l'indignation des honnêtes gens.

Toute conscience droite et honnête doit flétrir de pareilles manœuvres attentatoires à la santé privée et publique.

Que de malheurs seraient évités, si le respect de soi-même et d'autrui retenait les hommes et les femmes malades de communiquer par l'acte de la copulation ou autres des maladies contagieuses. Si les personnes considéraient le préjudice physique et moral qu'emporte la communication de semblables maladies, je suis convaincu qu'elles refuseraient tout rapprochement dans de telles conditions morbides. Ni la passion, ni l'appas d'un salaire, d'un lucre quelconque, ni l'aveuglement occasionné par l'instinct générateur, ne peuvent en aucun cas atténuer la gravité incommensurable de cette action méchante, encore moins disculper ceux qui agissent avec une si redoutable insouciance. J'aime à supposer, pour l'honneur de l'humanité, que ceux qui communiquent la vérole à leurs semblables, ignorent qu'ils sont porteurs d'accidents contagieux. Cette considération m'a amené à chercher les moyens capables de pouvoir faire préciser, par eux-mêmes, aux gens du monde, le degré de contagion de telle ou telle maladie, de tel ou tel accident.

Voici quelques conseils qui pourront empêcher bien des malheurs. S'ils sont bien suivis et observés, ils sont capables d'éviter bien des déboires.

Dès qu'on s'exposera à l'infection, soit en usant du coït, soit en se livrant à des actes immoraux moins naturels, il est de règle générale prophylactique de laver, déterger, détruire, si c'est possible, détourner les humeurs, liquides, virus qui peuvent atteindre les organes, les attaquer et provoquer un empoisonnement quelconque.

Un lavage bien fait, suffisant, effectué soit à grande eau, soit avec des liquides médicamenteux ou cosmétiques, de toilette, hygiéniques, peut empêcher bon nombre de contagions. Je sais que ce moyen est employé fréquemment ; aussi je lui attribue certaines immunités qui se seraient traduites, sans ce lavage, par de cruelles maladies. Les femmes ne sont pas avares de ces précautions, et je les en félicite.

Après l'acte de copulation l'homme doit se presser d'uriner, surtout à la suite d'un coït douteux. Cette émission de l'urine, véritable lavage de dedans en dehors, injection expulsive, peut chasser le muco-pus blennorrhagique, comme les virus chancreux.

Le lavage de toilette est plus difficile chez la femme que chez l'homme, à cause des replis muqueux du vagin et des anfractuosités des parties génitales. Je conseille aux dames, qui font commerce du coït, de se munir de bonnes seringues, de canules à matrice et d'employer de préférence la seringue en verre, sans canule, percée à l'extrémité du cylindre, qui est le corps de la seringue, en un mot de seringues dites de Ricord. Le lavage à grande eau et au moyen d'injections hygiéniques, prophylactiques, devrait toujours être fait le plus tôt possible. Si l'on veut avoir plus de certitude d'immunité, je conseille de mêler à l'eau servant à cet usage un quart environ de la préparation suivante :

Acide phénique cristallisé.......	1	gramme.
Alcool rectifié..........	30	id.
Eeau de roses.................	100	id.
Vinaigre radical.....	100	id.

L'homme se servira avec un avantage incontestable d'injection effectuée avec une eau renfermant par moitié le liquide prophylactique ci-dessus formulé.

Après le lavage des parties externes de la génération, on essuiera complétement, puis on saupoudrera les parties qui ont été exposées à la contagion avec la poudre suivante :

Carbonate de chaux	1 partie
Magnésie calcinée....................	1 id.
Amidon ou poudre de riz	1 id.
Bi-carbonate de soude...............	1 id.
Poudre de sabine....................	1 id.

Parfumez et mêlangez exactement.

Quelques instants après on procède à un nouveau lavage pour se débarrasser de cette poudre absorbante.

On ne saurait trop insister sur la recommandation du choix des femmes. L'aspect extérieur du visage, de la conformation du corps et du coloris de la peau et des gencives peut procurer des données d'une certaine valeur. Ainsi on ne doit user qu'avec prudence du coït avec des femmes qui ont leurs règles ou des pertes blanches. Sans doute il est plus difficile de s'assurer de ce dernier état, mais toute femme que rien ne peut avoir excité, doit être repoussée, si elle a les parties génitales mouillées, trop humides, le linge de corps taché plus ou moins. Il ne faut pas oublier que l'excitation aux plaisirs vénériens tuméfie les parties externes de la femme, lubréfiées bientôt par les mucosités physiologiques provenant surtout des glandes vulvo-vaginales. On n'oubliera pas non plus que les femmes prostituées, faisant commerce des plaisirs charnels, sont tellement peu susceptibles d'excitation, qu'il est de règle hygiénique de ne pas se livrer à la copulation, lorsque leurs parties sexuelles sont mouillées.

On doit se méfier des visages pâles aux yeux fatigués, aux gencives et lèvres décolorées. Les pertes blanches compliquent ou occasionnent cet état de la face. Pour peu que l'homme s'excite avec ces femmes là, il est presque certain qu'il contractera quelqu'état inflammatoire du gland ou du canal. Très-souvent ces types de femmes indiquent quelque maladie de matrice. Je crois inutile de conseiller de ne pas cohabiter avec des femmes ou des hommes portant des signes morbides apparents, soit à la bouche, soit à la gorge, soit à la peau, soit aux cheveux ou ailleurs.

On a vanté outre mesure les *condoms*, vulgairement appelés capottes. Ces appareils soi-disant prophylactiques sont fabriqués avec de la peau de baudruche ou peau divine comme la dénomment les corroyeurs. On en fait aussi avec du caoutchouc, mais elles sont plus susceptibles de se déchirer. Le docteur Anglais Condom, inventeur de ce gant spécial, croyait avoir découvert une arme défensive puissante. Malheureusement cette membrane est assez épaisse pour devenir une cuirasse contre le plaisir de l'amour, mais trop mince pour garantir contre les effets contagieux. Comme l'a dit un spirituel praticien, c'est une toile d'araignée contre la contagion.

Il est incontestable aujourd'hui que cette invention n'a pas répondu au bruit que fit naître son apparition; elle n'a contenté ni ses préconisateurs ni ceux qui s'en servent.

Les virus se font jour le plus souvent à travers les fissures et déchirures qui se produisent pendant l'acte du coït; d'autres fois les virus glissant le long de la verge, par-dessus ou par-dessous ce gant prétendu protecteur, vont se déposer à la racine de la verge, du côté des bourses ou des parties externes de la femme, et là sont inoculées les mollécules infectantes.

Hygiène publique.

Je viens d'esquisser quelques moyens privés capables de mettre un frein au débordement des infections vénériennes. Cette question de prophylaxie est déjà considérable, mais elle se rapetisse à côté de celle plus gigantesque, aux proportions grandioses, qui constitue la sauvegarde de la santé publique.

La police sanitaire contre la prostitution est une des branches vigoureuses de l'hygiène publique, mises sous la protection de l'autorité. On a pensé à des moyens rigoureux qui consisteraient à soumettre à l'examen des matrones les hommes venant chercher à prix d'argent l'assouvissement brutal de l'appétit vénérien. On ne peut qu'applaudir aux intentions hygiénistes de ceux qui ont pensé pouvoir proposer ces mesures sages et prudentes; mais il n'en est pas moins reconnu par tous que ce mode d'empêcher la propagation des maladies était sinon impossible du moins attentoire à la liberté individuelle et vexatoire à plus d'un chef. Il était donc plus convenable de s'en tenir à la visite obligatoire des filles soumises à la police, enfermées dans les maisons de tolérance ou isolées dans les différents quartiers de la ville. Je ne vais donc m'occuper que de cet examen possible des femmes.

Ordinairement les femmes sont soumises à des visites tous les quinze jours, tous les huit jours ou tous les quatre jours. A Marseille, la femme est visitée tous les huit jours; les visites sont donc hebdomadaires. Ces visites sont faites par des docteurs en médecine, choisis et nommés par l'autorité. L'examen de tout le personnel est divisé par jour et par quartier, pour faciliter le travail et lui enlever cet aspect scandaleux que donnaient autrefois les visites faites en masse au dispensaire. Les visites sont faites en l'état à domicile et par quartier, ordinairement.

Quoiqu'en disent quelques détracteurs du service du dispensaire à Marseille, détracteurs qui ne savent pas le premier mot de la chose, les visites sont faites très régulièrement, avec soin et activité. Une sévérité juste préside à ces visites; et malgré le nombre assez considérable de prostituées à Marseille, on ne peut disconvenir que les maladies ne sont contractées que pour un tiers au contact des femmes à la carte. Lorsque des médecins et d'autres personnes ont jeté les hauts cris en soutenant que le service du dispensaire était mal fait, puisque les maladies vénériennes pullulaient dans cette ville, notamment chez les militaires, j'aurais voulu prier ces mécontents de bien vouloir rechercher la provenance de la contagion. Ils auraient été bientôt convaincus de la proportion exacte que j'ai donnée plus haut, connaissant fort bien les sources où puisent les deux autres tiers des malades. Ainsi les filles de buvette, maisons de prostitution déguisées pour la plupart, très dangeureuses pour la santé publique ; les filles d'auberge, les bonnes d'enfants, les domestiques, les femmes isolées se livrant à la débauche à l'insu de la police ou ayant des jeunes gens assez tarés pour répondre de leur vertu, ne constituent pas le moindre contingent. Ce sont les sources les plus vives et souvent les plus impures, capables d'empoisonner ceux qui vont y chercher un étanchement à leur soif passionnée. Dans ces classes de femmes l'action de la police est difficile et souvent arrêtée par la considération du genre de profession qui semble pouvoir suffire aux besoins de leur entretien. Il est encore une considération qui désarme la rigueur et la sévérité de la police des mœurs, c'est le respect dû à la liberté individuelle. On se demande jusques à quelles limites doivent s'étendre ses rigeurs, où elles doivent s'arrêter, jusqu'où peut aller la liberté individuelle.

Pour qu'une femme puisse être arrêtée et inscrite sur le livre fatal, ne faut-il pas qu'il soit bien patent et prouvé qu'elle se livre publiquement à la prostitution? Or, devant la déclaration exacte d'une femme arrêtée attestant qu'elle travaille, qu'elle est placée à gages, que peut la police. D'autres fois des femmes affirmeront qu'elles sont suffisamment entretenues ; il en est qui se feront accompagner par certains messieurs, vivant le plus souvent des produits ou des larcins du jeu et même du commerce charnel de ces mêmes femmes. Ces hommes, dont on ne saurait trop flétrir l'ignoble conduite, viennent attester qu'ils sont réellement les chevaliers galants de cette femme mise en suspicion. Que peut encore dans ces cas la police ? Certainement les agents de l'autorité parviennent souvent à détruire pièce par pièce tout 'ce bel échaffaudage de recommandations mensongères, mais combien en est-il qui échappent à la vigilance des agents des mœurs?

Quels que soient les avis bien intentionnés des honnêtes gens qui se révoltent à la seule pensée de ces exhibitions de femmes éhontées ; quelle que soit l'indignation des personnes qui crient contre l'extension de la prostitution, il demeure établi qu'aucun moyen de répression plausible n'est jamais indiqué contre ce mal.

On affirme le vice, on le constate, mais au moins que l'on indique quelques moyens plus énergiques, plus applicables que ceux mis en action par l'autorité. A moins qu'on ne recule pas devant la prétention de vouloir demander l'incarcération pure et simple, la séquestration de toute femme de mauvaises mœurs, je ne vois dans aucun moyen la possibilité d'empêcher la circulation des femmes sur le pavé. Il ne peut se rencontrer que des esprits sottement moralisateurs capables de soutenir cette double et monstrueuse impossibilité.

D'ailleurs, je le répète à dessein, ce ne sont pas les femmes à la carte, douées d'une certaine effronterie publique, qui sèment le plus de maladies vénériennes.

Si je remonte un peu l'échelle de la morale vermoulue, j'arrive à ces femmes qui, sous un prétexte quelconque, se livrent sans trop de résistance à un homme, Ce genre de femme ne rentre pas dans la classe des prostituées, de cette classe qui comprend les femmes exerçant publiquement le commerce charnel. Ce sont donc des femmes en dehors du ressort de la police des mœurs. Et cependant sont-elles toujours pures, sans accidents vénériens contagieux ?

Que le public veuille bien tenir compte de toutes ces considérations. Quant à l'autorité, elle veille et

veillera sans cesse à la bonne exécution des mesures
de police capables de mettre un frein à la débauche
publique des femmes. Elle surveille avec soin l'exer-
cice du service médical, toujours sévère mais juste.
Elle met un frein, autant qu'il est en son pouvoir, à
ces appels à la débauche qui entraînent de timides
jeunes gens incapables de trouver par eux-mêmes les
moyens de satisfaire leurs passions brutales.

Peut-on demander plus à l'autorité?

Comment et quand doivent être faites les visites?

Les femmes doivent être visitées au moins tous les
huit jours. Certainement que deux visites par semaine
ne gâteraient rien et consolideraient la santé publique; mais un examen hebdomadaire me semble suffisant. L'inspection doit comprendre toutes les parties
susceptibles de contracter des maladies contagieuses.
Cet examen, s'il n'est pas rigoureusement fait tous les
huit jours, doit au moins être exercé tous les quinze
jours. En pareille matière le trop ne nuit jamais.

Il est important que la femme qui va être visitée ne
puisse pas avoir sous la main les moyens de déguiser
ou d'effacer les traces de certaines maladies. Il n'est pas
difficile néanmoins de se rendre compte des maladies
par l'aspect de ces parties plus ou moins adroitement
blanchies. Dans le doute le médecin-inspecteur doit faire
mettre la femme en observation ou l'envoyer à l'hospice pour y être retenue quelques jours. Une contre-
visite faite avant la visite régulière et sans avertisse-
ment pourrait aussi faire découvrir la véritable situation sanitaire de cette femme.

Bon nombre de vaginites peuvent ainsi échapper
aux regards du médecin, mais en mettant la femme
dans l'impossibilité de frauder, on ne tardera pas à
s'assurer des signes qui décèlent l'existence de l'inflammation vaginale. Ce sera un moyen de diminuer
le nombre de ces chaude-pisses contractées avec les
femmes à la carte.

En employant toute la sévérité permise par les arrêtés et règlements concernant les femmes de joie, je suis convaincu qu'on amoindrirait sensiblement le nombre des maladies.

Il serait à désirer que le service des mœurs, au point de vue de la police et des visites médicales, fut aussi bien fait dans les autres villes de France. Malheureusement il est d'autant plus difficile d'arriver à un bon résultat que les villes sont plus ouvertes aux étrangers. Or, il est incontestable qu'avec le mouvement qui se produit à Marseille par les voies de terre et de mer, nous sommes plus que d'autres cités exposés à l'invasion incessante de nouveaux cas de maladies vénériennes. Il est hors de doute que ce sont les hommes et notamment les marins qui fournissent le plus fort contingent des cas nouveaux syphilitiques, propagateurs de la contagion à Marseille.

Toutes ces considérations doivent peser dans l'appréciation mesquine et trop précipitée de ceux qui se font l'écho d'une indignation démesurée et manquant de base. Que ceux-là considèrent un instant quelle est la ville qui fait l'objet de leurs reproches incessants ; quelle position commerciale internationale Marseille occupe ; quel mouvement se produit dans nos murs par les chemins de fer et la marine marchande, qui manque de moyens de traitement, par les navires innombrables qui touchent à notre port ; combien est considérable la difficulté d'action pour réprimer la prostitution. Ils ne tarderont pas bien certainement à regretter d'avoir exprimé trop amèrement des griefs qui perdent toute force, toute énergie.

La police sanitaire des mœurs, telle qu'elle se fait depuis 1855 à Marseille, aurait considérablement confiné l'évolution de la contagion, si de nouveaux éléments morbides, si un colportage d'importation incessante d'accidents contagieux n'étaient des causes continuelles d'empoisonnements nouveaux.

Je me suis toujours demandé si, dans les maisons publiques, où le commerce de la prostitution se fait sur une grande échelle, on ne pourrait pas rendre responsable les propriétaires ou ceux qui les tiennent. N'est-il pas vrai de dire que l'individu qui va assouvir sa passion dans ces lieux a été trompé sur la *marchandise vendue?* Le maître ou la maîtresse de céans ne pourrait-il pas être poursuivi pour ce fait de fraude, de tromperie, qui pourrait s'élever à une qualification plus sévère, puisqu'il y aurait par le fait blessure par imprudence, si l'on veut. Je dirai plus, le mal est quelquefois volontaire. Les coupables auraient donc à répondre d'un délit tombant sous les coups de la loi actuelle.

Je soumets humblement cette manière d'envisager la question de droit, qui semble s'attacher à de pareils faits toujours bien regrettables. Je suis convaincu que si cette proposition passait à l'état de fait accepté dans ce sens, les teneurs de maison prendraient toutes mesures énergiques, capables de leur éviter de pareilles poursuites. Certainement que ces messieurs et ces dames s'empresseraient de faire passer des visites fréquentes en dehors du service sanitaire municipal ; ils déclareraient tout de suite les femmes malades de leur maison ; tandis qu'en l'état ils cherchent tous les moyens de tromper la police et les médecins-inspecteurs.

Le commerce peu avouable de ces gens là est assez lucratif pour que l'autorité n'aie pas à s'inquiéter des frais qui pourraient en résulter pour eux. D'ailleurs, quand il s'agit de sauvegarder la santé publique , doit-on s'arrêter devant de si mesquines considérations.

Quant aux femmes répandues dans les villes, femmes auxquelles il est convenu de donner le nom d'*isolées*, elles auraient à rendre compte elles-mêmes d'avoir infecté tel ou tel individu qui porterait une plainte suffisamment prouvée. Je ne me dissimule pas l'immensité des difficultés qui s'élèveraient sur ce terrain ; mais un emprisonnement dans une maison spéciale, telle que celle de St-Lazare à Paris, de St-Joseph à Lyon, maison correctionnelle présentant des conditions convenables de logement, d'hygiène, de nourriture et de salubrité, serait peut-être de nature à forcer les délinquantes à user d'une surveillance plus minutieuse de leur personne et de leur santé, au point de vue des maladies secrètes contagieuses.

D'ailleurs, je crois que, par de simples arrêtés ou règlements de police, l'autorité peut imposer cet internement avant l'entrée à l'hôpital ou à la sortie de cet établissement où seront d'abord traitées ces femmes reconnues malades.

Effrayées des suites désagréables qui surgiraient de leur culpabilité, affirmée par l'infection d'un homme se plaignant justement, ces femmes, si elles reculaient devant les dépenses occasionnées par les visites faites par des médecins en dehors de ceux du service, ne balanceraient pas à se déclarer malades, déclaration qui serait un motif suffisant pour supprimer toute punition.

Malgré les difficultés qui surgiraient à l'encontre de certaines femmes toujours difficiles à gouverner, ces moyens hygiéniques de répression assureraient, ce me semble, une diminution certaine dans le nombre des maladies contagieuses et supprimeraient quelques degrés de gravité de ces mêmes affections.

CINQUIÈME PARTIE

Traitement Curatif des Maladies Vénériennes.

Comme je l'ai dit au début de ce livre, je vais suivre, pour faciliter les recherches aux lecteurs, l'ordre qui consiste à passer en revue chacune des maladies vénériennes et leurs conséquences, d'après la classification adoptée, soit dans la description, soit dans les autres chapitres. L'ordre suivi dans le tableau synoptique que le lecteur a sans doute examiné avec attention, reste donc le fil conducteur à travers le labyrinthe pathologique des affections vénériennes. D'ailleurs, c'est le guide qui m'a tracé le chemin que je continue à parcourir avec mes lecteurs.

HERPÈS. (Planche III, figure 2). — Cette affection bénigne ne mérite pas un traitement sérieux. Lorsque l'herpès siége sur le prépuce et à découvert, on peut le laisser parcourir ces courtes phases. La guérison est certaine. S'il est placé sur le gland ou le prépuce chez un malade qui ne peut décalotter, il sera prudent de faire des injections émollientes, s'il y a un peu d'inflammation, entre le gland et le prépuce. Si l'herpès est à découvert, on peut le saupoudrer avec du sous-nitrate de bismuth pulvérisé et cela deux ou trois fois par jour.

C'est un siccatif assez puissant et un antiphlogistique suffisant.

L'eau blanche peut aussi amener une rapide détersion.

On sait que l'eau blanche est un composé de 5 à 10 grammes de sous-acétate de plomb liquide dans un litre d'eau ordinaire.

Les bains entiers ou locaux peuvent aussi amener une prompte résolution.

DIATHÈSE HERPÉTIQUE. — Le retour plus ou moins fréquent de l'herpès complique la situation et détermine une habitude de l'économie au retour irrégulier de cette affection. En langage médical, cette aptitude constante du corps à produire la même maladie prend le nom de *diathèse*, auquel on ajoute le nom qualificatif, déterminatif, qui caractérise l'affection. Ainsi la diathèse herpétique est un état habituel, constitutionnel qui se manifeste et s'affirme par des éruptions herpétiques répétées.

Dans ce cas, le traitement local devient insuffisant; il faut généraliser la médication, la rendre interne et externe. On verra qu'il en sera de même pour l'infection syphilitique, que l'on pourrait appeler *Diathèse syphilitique*.

Les préparations d'arsenic sont d'une efficacité incontestable. Il est rare qu'on ne réussisse pas à débarrasser les malades atteints de cette affection chronique par l'usage du sirop suivant :

Sirop de Portal.......... 200 grammes
Arséniate de soude....... 0,02 centigrammes.

Les malades prendront deux foix par jour, et un quart d'heure avant les deux principaux repas, une bonne cuillerée à soupe de cette préparation. L'usage des eaux alcalines minérales, des bains alcalins artificiels ou naturels devra être fortement recommandé.

Une eau minérale qui réussit très-bien est celle de

Dominique (Vals). C'est une eau arsenico-ferrico-sulfurique. Une 1[2 bouteille par jour prise aux repas amène une guérison assez prompte.

Lorsque l'herpès apparaît, il faut le traiter comme je l'ai dit plus haut.

BALANITE. (Planche III, figure 1). — Cette maladie n'étant qu'une simple inflammation locale peu sérieuse, au point de vue des conséquences surtout, pourrait être traitée sans recourir à un médecin. Mais comme en cas de phimosis il est difficile de pouvoir s'assurer que l'inflammation du gland n'est pas causée par des chancres, il sera toujours prudent de s'adresser à l'homme de l'art.

Outre les bains locaux émollients, toujours très-convenables dans ces affections, le malade peut avoir recours, suivant la date de la maladie, soit à la méthode abortive, soit à la méthode curative.

Les caustiques étendus d'eau agissent ordinairement fort bien et diminuent de beaucoup la durée de la maladie, quand ils ne la font pas avorter. Avant de faire les injections entre le gland et le prépuce il convient de laver avec de l'eau tiède de pavot la partie malade. Cela fait, trois ou quatre fois par jour, on pratique après chaque lavage les injections suivantes ou des bains locaux avec la même composition, si le gland peut être découvert facilement.

Nitrate d'argent...................... 1 gramme.
Eau distillé...................... 200 id.

Je recommande aussi l'injection ou bain local suivant :

Laudanum de Sydenham....... 3 grammes.
Extrait de ratanhia............. 4 id.
Glycérine purifiée............. 100 id.

Les grands bains ou locaux avec des décoctions de fleurs de sureau, feuilles de morelle et racines de guimauve sont de puissants adjuvants dans ces maladies.

L'essentiel est, je le répète, de parvenir à découvrir le gland pour se rendre un compte exact de la balano-posthite.

Si cette maladie est idiopathique, c'est-à-dire n'est pas sous l'influence d'une autre maladie, sa guérison sera toujours prompte et certaine.

BALANO-POSTHITE (Planche III, figure 1). — Le traitement est identique, cette maladie n'étant qu'un degré plus élevé, plus compliqué de l'inflammation appelée balanite. D'ailleurs, il est bien rare que le gland seul soit enflammé.

Les bains généraux ou locaux, émollients, narcotiques, les injections légèrement caustiques, celles qui sont styptiques et narcotiques réussissent fort bien dans cette affection locale.

J'ai parlé de la méthode abortive ; elle consiste à lotionner, par bains locaux ou injections, les parties enflammées, afin d'occasionner une douleur qui indique l'effet caustique sur les surfaces malades et une action destructive de l'inflammation de ces mêmes parties. La solution dont on doit se servir est la suivante :

Nitrate ou azote d'argent....... 3 grammes.
Eau distillée................... 100 id.

Répétez l'application, le lavage ou l'injection, avec ce remède, deux ou trois fois par jour.

Si le malade en supporte l'emploi, il est rare que la maladie la plus intense ne cède pas au bout de 48 heures.

Quelquefois le rebord du gland qui limite la rainure ou sillon glando-préputial reste enflammé et laisse suinter une sérosité un peu louche. Dans ces cas, on réussit à se débarrasser en passant sur toute cette partie érythémateuse, rouge, un pinceau en plume, à poils soyeux et fins, chargé et imbibé de la solution suivante :

> Nitrate d'argent (1)............... 1 gramme.
> Eau distillée.................... 10 id.

Et cela deux ou trois fois par jour.

On a préconisé aussi la solution de sublimé ou bichlorure de mercure plus ou moins légère ; comme elle ne réussit que rarement, à moins qu'elle ne soit employée lorsque cette maladie est occasionnée par des chancres indurés ou des syphilides humides, je ne crois pas nécessaire d'en indiquer l'usage exclusif. J'y reviendrai à propos du traitement de la vérole et de ses manifestations cutanées et muqueuses.

VÉGÉTATIONS — EXCORIATIONS. (Planche VI, figures 1 et 2). — Ces complications ou plutôt ces suites de la balano-posthite exigent un traitement local et particulier. Les excoriations doivent être touchées avec une solution nitratée à un gramme sur dix d'eau distillée et surtout tenues bien propres. On n'aura qu'à se louer d'appliquer, après cette cautérisation légère, un linge en fil très-fin enduit d'un corps gras inerte. On isole ainsi les surfaces qui pourraient par contact s'enflammer davantage ou entretenir l'irritation.

Les végétations doivent être excisées avec des ciseaux

---

(1) Les solutions de nitrate d'argent ou azotate d'argent, dénominations et compositions chimiques identiques, doivent être conservées dans des flacons bleus. Si elles sont délivrées dans des flacons blancs-transparents, non recouverts de papier noirci, on devra renfermer le flacon dans un endroit obscur. La lumière décompose le nitrate d'argent en solution

courbes sur le plat, puis cautérisées avec la pierre infernale.

C'est le moyen le plus énergique, mais aussi le plus sûr. Lorsque les végétations sont petites et nombreuses et qu'elles ne peuvent être saisies par les branches des ciseaux, on les cautérisera avec la pierre de nitrate d'argent ou un caustique liquide énergique, puis on saupoudrera après chaque cautérisation avec le mélange suivant :

  Alun pulvérisé...................... 4 grammes.
  Poudre d'oxyde de fer............ 6 id.
  Poudre de Sabine................... 3 id.

On peut même se servir deux fois par jour de cette poudre dans les cas bénins, sans recourir aux cautérisations.

BLENNORRHAGIE (Planche V, figure 1). — La blennorrhagie ou chaude-pisse n'étant qu'un état inflammatoire résultant de l'application d'un muco-pus contagieux sur des muqueuses saines auparavant, doit être traitée par des moyens purement anti-inflammatoires, jamais par un traitement spécifique, à moins de certitude d'existence de chancres dans le canal, chancres qui sont souvent la cause et non la conséquence de la blennorrhagie.

Ennemi juré du traitement abortif, dont la douleur et les suites sont intolérables et ne répondent que très-rarement à l'attente du médecin et des malades, je conseille toujours, lorsque je suis consulté dès le début, de chercher à atténuer l'état inflammatoire au moyen de bains et tisanes diurétiques, c'est-à-dire composées de telle sorte qu'elles provoquent l'émission des urines en abondance.

Le malade doit se soumettre dès le début à un régime doux, peu tonique et prendre la tisane suivante, qui remplit l'indication dont je viens de parler :

>   Décoction d'orge mondé (en pailles).   1 litre.
>   Sel de nître, de....................   2 à 4 gr.

Les malades prendront cette quantité chaque jour.

Il faut rejeter la tisane de graines de lin, susceptible de provoquer l'orchite ou inflammation des parties ou testicules. Cette exclusion est chez moi un fait d'observation que je ne m'explique pas médicalement, je l'avoue, mais le résultat de l'observation me suffit pour repousser l'usage de cette décoction.

On ne devra jamais négliger de porter un suspensoir, afin de prévenir toute complication du côté des parties.

Après trois ou quatre jours de ce traitement, le malade, tout en continuant la tisane, prendra un purgatif salin, tel que une eau de sedlitz naturelle ou artificielle et, mieux encore, 1⫲2 bouteille d'eau naturelle de Pullna (Bohême) ou de Saidschutz (Bohême). Je parle ici des cas graves.

La tisane d'orge nitrée peut être remplacée par la poudre diurétique dont la composition est celle-ci :

>   Nitrate de potasse pulvérisé. ⎫
>   Racine de guimauve   id.   ⎰ 25 grammes.
>   Gomme arabique..   id.   ⎱
>   Sucre blanc........   id.   ⎭ 50   id.

Dix grammes dans un litre d'eau. On peut aussi prescrire de l'eau simple fraîche, édulcorée fortement avec du sirop d'orgeat ordinaire. On en boira d'un litre à un litre et 1⫲2 par jour.

Le lendemain de la purgation ou des purgations, s'il faut renouveler cette médecine, on fera deux fois par jour, après avoir uriné, une injection avec la mixture suivante:

> Sulfate de zinc............... 0,50 centigrammes.
> Teinture de cachou......... 2 grammes.
> Laudanum de Rousseau.... 1 id.
> Eau de roses ou de plantain. 200 id.

Cette injection réussit très-bien ; on peut lui faire subir des modifications considérables suivant la nature des cas.

Je ne crois pas inutile de faire remarquer que je proscris le nitrate d'argent dans le traitement local de la blennorrhagie, ainsi que le sous-acétate de plomb ou extrait de saturne. Je rejette le nitrate d'argent à cause de la douleur qu'il procure et surtout parce qu'il provoque souvent l'orchite. Or, ces deux inconvénients ne sont pas compensés par les résultats qui ont été trop exaltés par les préconisateurs.

Quant à l'extrait de saturne, seul ou additionné aux injections, je le repousse aussi parce qu'il peut amener des rétrécissements et surtout la dysurie ou difficulté de pisser, et aussi le ténesme vésical ou excitation fréquente et douloureuse de l'expulsion des urines.

A faible dose, il ne produit aucun effet ; donc, en considération de cette alternative, il faut le rejeter quand même.

Voici d'autres formules qui peuvent être employées avec avantage ; on doit surtout s'en servir dès que la période subaiguë commence à céder :

> Sous-nitrate de bismuth.......... 10 grammes
> Laudanum de Sydenham......... 1 id.
> Extrait de ratanhia............... 4 id.
> Sulfate de zinc................... 0,25 centigrammes.
> Eau commune.................... 150 id.

Autre formule :

> Vin rouge du Midi.. .... 200 grammes.
> Extrait d'uva ursi.............. 6 id.
> Sulfate de zinc................. 0,30 centigrammes.

On avait préconisé le sulfate de cuivre en solution, surtout lorsqu'on pensait que la blennorrhagie était due à une production granuleuse, sablée de la muqueuse uréthrale. L'expérience a fait rejeter ces solutions.

On a aussi vanté outre mesure le mattico en extrait, décocté, sirop, etc. La médication basée sur ce produit végétal est complétement inerte ; elle ne sert qu'à faire perdre un temps précieux aux malades.

Pendant que les malades font usage d'une de ces injections et de préférence de la première, ils devront nécessairement absorber des remèdes capables de détourner et détruire ce genre d'inflammation.

Les remèdes dont je vais indiquer la préparation réussissent merveilleusement et compléteront le plus souvent la guérison. Les insuccès sont bien des fois dus à l'incurie des malades. On se fatigue de pareils médicaments, on s'empresse d'attribuer à la médication un défaut d'énergie qui devrait plutôt incomber sur l'inconstance du malade.

Voici la formule de l'opiat qui réussit le mieux :

Poivre de cubèbe................	30 grammes.
Extrait de ratanhia..............	6 id.
Goudron purifié................	8 id.
Baume de copahu...............	6 id.
Magnésie calcinée.......	quantité suffisante.

Incontestablement, cette formule, quoique réussissant le plus souvent, doit subir quelques modifications suivant le cas.

On devra toujours se méfier des opiats tout préparés que les pharmaciens délivrent à tous venants.

Un remède unique, préparé d'avance, peut-il aller au-devant de toute espèce de chaude-pisse. Qu'on n'oublie pas que ces maladies doivent être régies, comme toutes les autres, par la loi générale qui constitue la médecine rationnelle, la seule bonne et efficace. Le hasard peut occasionner des guérisons, mais, en général, cela ne dure pas, et finit toujours par se laisser dominer par la médecine réellement digne de confiance.

Ainsi on devra toujours refuser tout remède, toute spécialité, tout opiat, toute injection préparés d'avance. La spéculation seule a pu inventer une *pareille méthode curative universelle*.

On devra prendre toute la quantité de l'opiat ci-dessus indiqué en trois ou quatre jours. A cet effet, on peut diviser par petites masses de la grosseur d'une aveline que l'on prendra par deux, trois, quatre, cinq et six fois par jour dans du pain azyme, vulgairement appelé hostie.

Il est bien rare qu'une seule dose suffise. On laissera deux ou trois jours d'intervalle entre le premier et le second opiat; et si c'est nécessaire on modifiera, par addition de substances ou par augmentation de doses.

Souvent le cubèbe seul, ordonné par prises de un à trois grammes répétées plusieurs fois par jour, réussit très bien. En général on doit en avaler de huit à dix grammes par jour.

Ce médicament seul agit convenablement à la période aiguë de la blennorrhagie.

La potion de Chopart, ainsi que les capsules de Mothes ou Molles, termes qui amènent sciemment une certaine confusion innocente, ont considérablement perdu de l'engouement qu'elles avaient pu faire naître. Que de maux d'estomac, de mauvaises digestions occasionnés par le baume de copahu pur pris en trop grande quantité. Persuadé que ces médicaments engendrent plus de malaises que de guérisons, je conseille de les rejeter presque toujours.

Je serais heureux d'attirer l'attention des praticiens. et des malades sur le traitement général anti-blennor-rhagique suivant qui réussit quatre fois sur cinq, lors-

que la constitution des malades est pléthorique, san-
guine. En cas d'insuccès constaté par une douzaine de
jours, on devra y renoncer. C'est alors qu'il faudra
administrer les opiats qui réussissent dans presque
toutes les périodes, notamment si le malade est vigoureux.

On ne doit pas cependant négliger l'usage des injections qui facilitent, complètent et achèvent le traitement.

Voici le traitement auquel je donne une préférence
non exclusive bien entendu. On prendra trois fois par
jour et trois bols, chaque fois, composés de la manière
suivante. On peut les avaler recouverts d'hostie mouil-
lée, de sucre, de gélatine ou autres substances capables
de masquer la couleur et le goût.

Goudron purifié.............	0,50	centigrammes.
Poivre de cubèbe,..........	0,50	id.
Extrait de ratanhia.........	0,50	id.
Poudre de digitale.........	0,01	id.

Confectionner le nombre que l'on voudra de bols
semblables.

On appelle *bol* une grosse pilule depassant environ
0,25 ou 0,30 centigrammes en poids.

En outre le malade prendra de la tisane de feuilles
d'uva ursi édulcorée avec du sirop de bourgeons de
sapin.

J'ai placé ce traitement à la fin de la médication de
la blennorrhagie pour attirer sur lui l'attention des
praticiens et des malades. Sauf quelques rares exceptions, qui exigent des soins particuliers, demandés,
soit par le tempérament, soit par le degré violent de
l'inflammation, soit par la présence de chancres cachés
dans l'urèthre, je n'hésite pas à prescrire l'usage de
ces moyens ayant pour base des substances résineuses
dont je viens de donner et les doses et l'association que

l'on pourra toujours varier et modifier suivant les indications.

Quelque riche que soit la matière médicale, il est
malheureusement incontestable qu'elle ne renferme
aucun médicament réellement spécifique et infaillible.
La quinine et le mercure, spécifiques s'il en fut jamais,
ne rencontrent-ils pas des cas trop nombreux qui résistent à leur spéciale efficacité.

BLENNORRHÉE. — Lorsque la blennorrhagie a
perdu de son intensité, elle tend à passer à l'état chronique; alors on doit considérablement modifier la formule des opiats et des injections. Ainsi, après la disparition de la rougeur du gland et surtout du méat
urinaire, dès l'instant que l'émission des urines n'est
plus douloureuse, lorsque les érections sont indolores,
il est urgent de convertir la formule des opiats, et
voici une ordonnance que je recommande particuliè-
rement :

Sous-nitrate de bismuth.	4	grammes.
Extrait de ratanhia	8	id.
Térébenthine de Venise.	2	id.
Carbonate de fer	6	id.
Ou mieux : Tartatre de fer et de		
potasse	3	id.
Poivre de cubèbe	10	id.

On peut remplacer l'extrait de ratanhia par celui
d'uva ursi qui est moins énergique cependant.

On divisera cet opiat par bols de 0,50 centigrammes
que l'on recouvrira d'hostie, de sucre, de gélatine ou
d'une couche qui leur donnera l'aspect d'une dragée
ou d'autres substances. Il est toujours essentiel d'absorber le tout en six ou sept jours.

Si la blennorrhée est tout à fait atonique, c'est-à-
dire sans la moindre irritation ou restant d'inflamma-

tion, le traitement devra être changé du tout au tout. Cet état morbide du canal démontre toujours un état de faiblesse de la muqueuse uréthrale, et même de l'état général.

Quelles que soient les opinions émises sur la cure de la goutte militaire par le retour de l'inflammation franche, je crois toujours imprudente une méthode qui tendrait à provoquer cette récidive, qui ne change en rien la difficulté de la guérison. Il faut distinguer deux états dans la blennorrhée, celui qui est voisin de la blennorrhagie et celui qui en est tellement éloigné qu'il paraît plutôt l'effet d'une prostatite chronique. Le suintement atonique du canal demande un traitement tonique général qui renforcera considérablement celui effectué dans le canal.

Pour arriver à ce résultat on prescrira le sirop de fer, quel qu'il soit, mais de préférence celui de tartrate de fer et de potasse.

D'ailleurs on pourra donner des substances ferrugineuses en sirop, en pilules, dragées, poudre ou solution. Les malades devront prendre en même temps des tisanes amères ou des prises d'uva ursi. Les injections doivent aussi renfermer des substances toniques. Parfois on devra avoir recours à des injections faites avec des solutions ferrugineuses, telles que celle-ci, par exemple :

Tartrate de fer et de potasse..... 4 grammes.
Eau distillée ou commune....... 200 id.

On diminue ou l'on augmente la proportion de fer selon la sensibilité du canal des malades.

Toute injection doit être faite après avoir uriné. Qu'on n'oublie jamais ce précepte capital.

Voici quatre formules que je donne par ordre d'activité et d'efficacité :

Première formule :

Tartrate de fer et de potasse, de..	2 à 4 gram.
Sous-nitrate de bismuth.........	10 »
Eau de roses...................	200 »

Seconde formule :

Carbonate de fer...............	6	grammes.
Sous-nitrate de bismuth........	4	id.
Teinture d'aloès...............	2	id.
Eau de laitue.	200	id.

Troisième formule :

Extrait de ratanhia............	8	grammes.
Extrait d'uva ursi.............	4	id.
Sous-nitrate de bismuth.	8	id.
Eau de roses........	120	id.

Quatrième formule :

Perchlorure de fer.............	30	gouttes
Eau distillée	120	id.

La goutte militaire mérite une médication assez énergique. Le médecin doit, en cette circonstance, étudier les antécédents et la constitution des malades pour faire choix du mode de médication.

Les toniques, les caustiques peuvent donner d'excellents résultats ; cependant les cures les plus certaines ont été obtenues par le cathétérisme, c'est-à-dire par l'introduction de bougies ou sondes graduées. Il ne faut pas pour cela renoncer complétement au traitement général, ni à celui effectué avec des injections, mais qu'on n'oublie pas que ce précieux moyen chirurgical est très-puissant. Il est bon d'ajouter que cette arme est redoutable, si elle n'est pas maniée avec prudence et habileté.

On doit exclure toute injection trop caustique ou trop irritante pendant cette période. Que de fois l'orchite fait explosion à la suite de pareilles injections.

La muqueuse du canal est irritée, l'écoulement chronique est supprimé brusquement et momentanément ; mais l'inflammation dominée par le médicament irritant, caustique même, répercute l'affection chronique dans les canaux éjaculateurs ou par toute autre voie, par métastate peut-être, dans un des testicules.

Ces orchites, provoquées par les injections irritantes, apparaissent indifféremment à droite ou à gauche ; tandis que lorsque l'inflammation du testicule se produit dans le cours d'une blennorrhagie, chaude-pisse, c'est presque toujours le gauche qui est affecté.

Il vaut mieux, en fait d'injection, se tenir dans les doses faibles. Deux ou trois injections de ce genre valent mieux qu'une seule trop caustique, qui sèche brusquement le canal, effet plus funeste que désirable à cause de la conséquence qui frappe les testicules.

L'introduction de sondes m'a souvent permis de déloger de vieilles affections chroniques qui avaient résisté à toute autre médication. Je vais revenir à l'emploi des sondes et bougies, dès que j'aurais indiqué la suite du traitement médical. J'ai donné quelques formules qui réussissent souvent ; voici maintenant quelques formules qui ont réussi quelquefois, alors que les autres avaient échoué.

Première formule :

Protochlorure de zinc, de..... 1 à 2 grammes.
Eau distillée................ 150   »

Seconde formule :

Bioxyde d'étain, de......... 1 à 3 grammes.
Eau distillée........ 150   »

Ce sont des injections un peu caustiques qui peuvent modifier l'état de l'urèthre. Il faut les manier avec prudence.

La solution plus ou moins faible de nitrate d'argent a pu amener quelques bons résultats. Malgré la répugnance que j'éprouve à me servir de ces injections argentines, j'ai assisté quelquefois à d'heureux effets. J'en dirai autant de la cautérisation avec la pierre infernale fondue dans des sondes ou des instruments appropriés. Je n'emploi ces méthodes qu'en désespoir de cause ; or, comme je suis rarement poussé à cette extrémité, je déclare ne m'en servir presque jamais.

Lorsqu'on emploiera ces moyens, on ne devra pas s'étonner si l'écoulement devient plus apparent, plus laiteux pendant le traitement par ces injections. Ce n'est pas la quantité de muco-pus qui augmente, ce sont les liquides de l'urèthre qui blanchissent et épaississent sous l'influence du sel d'argent.

Je reviens au cathétérisme ou *sondage* (qu'on me passe le mot, pour être bien compris des gens du monde) comme mode de traitement contre la blennorrhée. J'ai dit et je répète que ce traitement doit être effectué avec la plus grande prudence. Entre des mains inhabiles, il peut provoquer de terribles conséquences. On doit débuter par l'introduction de sondes de petit calibre, surtout s'il y a rétrécissement, ce qui est le cas le plus ordinaire. On doit rejeter les sondes en métal et ne se servir que de bougies creuses ou pleines, en caoutchouc ou en cire blanche ou jaune.

L'art de confectionner les bougies a été poussé si loin, qu'un instrument fabriqué avec ces substances là fait presque autant d'usage que celles en métal. Il est essentiel, lorsque c'est possible, d'augmenter graduellement et rapidement les numéros de sondes. On arrivera ainsi à déloger l'inflammation de derrière les replis muqueux où les injections arrivent difficilement, si toutefois elles y arrivent.

Il, ne faut pas perdre de vue les accidents qui peuvent résulter de l'emploi intempestif ou trop hardi de sondes, surtout de celles en métal. Ainsi le cathétérisme peut amener des abcès uréthraux graves, des irritations douloureuses, des fièvres et accès intermittents. Le médecin ne saurait trop apporter un esprit de ménagement dans ces petites opérations.

On peut arriver, après quelques séances, à apprendre aux malades la manière de se sonder eux-mêmes. On ne leur laissera ce soin qu'après la facile introduction de sondes assez fortes.

Je ne saurai trop recommander l'emploi de bougies médicamenteuses. Bien faits, bien conditionnés ces instruments peuvent rendre de très-grands services, car ils répondent à deux indications importantes. Par leur emploi, on pratique le cathétérisme et on laisse à demeure des substances utiles dans la, blennorrhée. On peut composer avec art des bougies dans lesquelles rentreront des extraits ou substances que voici ; par exemple : extrait de ratanhia, extrait d'uva ursi, cachou, goudron, substances ferrugineuses et autres. La mèche intérieure doit être assez forte pour que la bougie ne se brise pas ou ne se décolle pas dans le canal.

On vient d'expérimenter l'insufflation de poudres médicamenteuses au sous-nitrate de bismuth, à l'acide phénique, etc., à l'hôpital du Val-de-Grâce ; les succès n'ont pas répondu complétement aux tentatives ; aussi je donne la préférence aux bougies médicamenteuses que j'emploie avec le plus grand succès.

BUBONS. — Le bubon blennorrhagique est très-rare, lorsqu'il n'y a pas de chancre dans le canal ; le traitement, hors ce cas, est celui d'une adénite simple. On doit chercher à prévenir l'inflammation du bubon, à le faire avorter. S'il entre en suppuration on l'ouvrira. Le pansement sera effectué avec de la charpie, enduite d'un cérat opiacé, recouverte de cataplasmes de farine de lin ou de feuilles de mauve blanche et de pain mêlés. Si la suppuration se faisait mal, on panserait, avec des pommades maturatives et détersives, telles que la suivante :

```
Onguent basilicum............... 10 grammes
  Id.    styrax.................  5    id.
Pommade de concombre........ .  5    id.
```

Mêlez exactement.

Je reviendrai sur le traitement du bubon à propos de l'engorgement ganglionnaire qui est dû à la présence d'un chancre.

INFLAMMATION DU CORDON. — On appliquera sur le trajet du cordon enflammé des cataplasmes laudanisés. Ordinairement le testicule est enflammé aussi ; dans ce cas on appliquera des sangsues sur le testicule frappé d'orchite et sur le cordon envahi en même temps.

Des frictions mercurielles belladonées peuvent amener une grande amélioration à cette complication de la blennorrhagie.

CHAUDE-PISSE CORDÉE. — Je ne dirai qu'un mot à propos de cette complication de la gonorrhée, c'est pour m'élever contre cette habitude barbare qu'ont certains malades de vouloir couper, disent-ils, la corde. Qu'ils sachent bien que cette prétendue corde n'est autre chose que le canal lui-même, enflammé ; qu'ils sachent bien qu'en rompant cette prétendue corde, ils rompent et déchirent le canal, rupture qui peut engendrer des phlegmons de la verge et des hémorrhagies redoutables.

Le traitement de la chaude-pisse cordée exige quelquefois une saignée générale, dont on obtient des résultats immédiats. Les bains généraux soulagent aussi beaucoup les malades.

ABCÈS DU CANAL. — Ces abcès se font jour le plus souvent par le canal, d'autres fois ils s'accumulent à la partie inférieure de la verge et s'ouvrent à travers le prépuce, quelquefois sous les bourses. Cette ouverture, une fois effectuée, on doit se méfier de la formation de fistules urinaires.

Aussi, jusqu'à complète guérison, on doit recommander aux malades de ne pisser qu'avec une sonde dans le canal. D'ailleurs les cas d'insuccès sont rares, si on a recours à ce moyen qui réussit toujours.

RÉTRÉCISSEMENTS. — Le champ qui s'offre à mes yeux sur ce sujet est trop vaste pour être parcouru en tous sens. Si je voulais indiquer tous les procédés employés plus ou moins efficacement comme traitement des rétrécissements, l'étendue de cet ouvrage ne suffirait pas. Aussi me contenterai-je de donner quelques indications plus énergiques que nombreuses.

Tout le monde sait que les rétrécissements se produisent peu à peu ; c'est surtout à la partie moyenne du canal, à la courbure située au dessous du pubis et aux environs de la prostate qu'ils siégent de préférence. Ceux de la portion comprise entre le méat et cette partie moyenne sont rares et dus le plus souvent à des chancres du canal ou plutôt à la cicatrice de ces chancres.

Dernièrement, un jeune homme vint me consulter à propos d'une grande difficulté qu'il éprouvait pour uriner. Je me hâtais de le sonder, et je découvris tout de suite, un peu en arrière de la fosse naviculaire, c'est-à-dire presque à l'entrée du canal, une excroissance de chair qui bouchait l'orifice. En forçant, je dépassais l'obstacle, et aussitôt il survint quelques gouttes de sang. Je cautérisais facilement ce bouchon charnu et le rétrécissement disparut peu à peu. Ce malade avait eu un léger écoulement qu'il avait fait traiter par un pharmacien. Que d'injections et de copahu il avait pris en pure perte à propos d'un chancre mou de la fosse naviculaire.

Lorsque les rétrécissements sont profonds, c'est par le cathétérisme, avec des sondes ou bougies, qu'il faut s'en rendre maître. Le cathétérisme gradué rend de grands services, quand il est convenablement appliqué; mais si le rétrécissement est fibreux, il est plus rationnel d'en arriver le plus tôt possible à la section. D'ailleurs tous les procédés doivent s'incliner devant cette méthode, vulgarisée et rendue fort simple par M. Maisonneuve (voir planche XII). L'instrument de cet habile praticien est composé d'une petite tige ou bougie flexible en gomme élastique ou caoutchouc, qui est vissée au bout d'un petit cathéter ou sonde métallique, à courbure uréthrale ordinaire, portant une rainure tout au long sur la concavité ou la convexité suivant que la lame sera en dedans ou en dehors. Dans cette rainure glisse une autre tige métallique flexible qui, en glissant, prend la forme et la courbure du cathéter rigide. Cette tige porte une lame à forme de triangle isocèle dont la base est soudée sur la tige. Les deux côtés égaux du triangle sont tranchants, le sommet ou angle supérieur est mousse, un peu aplati, de manière à ce qu'il ne puisse couper d'aucune façon. On introduit d'abord la tige en caoutchouc qui est vissée sur le cathéter qui suivra sans solution de continuité l'introduction de la bougie. La bougie s'enroule dans la vessie en faisant place à la tige rigide creusée d'une rainure. Une fois cette tige en place, on engage dans la rainure la tige métallique flexible armée de la lame isocèle, lame presqu'intelligente qui ne sectionnera que les parties où elle ne pourra passer sans efforts. On retire l'instrument tout d'une venue. Après que l'opérateur aura retiré l'instrument, il le remplacera par une sonde métallique en étain qu'il laissera à demeure de douze à vingt-quatre heures. Cette sonde sera d'un calibre assez fort. On pourrait se servir avec avantage de sondes en plomb.

S'il y a hémorrhagie, celle-ci n'est jamais assez grave pour donner de l'inquiétude.

En 1865, j'ai assisté à Paris à plusieurs opérations de ce genre qui ont toujours réussi. Je l'ai moi-même, un peu après, pratiquée avec succès à Marseille. Peu de douleurs, peu d'hémorrhagie, succès presque assuré, rapidité dans l'exécution et dans la durée du traitement, tels sont les avantages immenses que présente l'emploi de *l'uréthrotome* de M. Maisonneuve.

Le seul inconvénient, peu sérieux au fond, qu'il peut présenter, est l'obligation de la section du méat chez les malades dont l'entrée de l'urèthre (ou méat) est étroite. Avec un peu d'adresse, de tâtonnement, d'effet d'habitude on évite même ce léger contre-temps. D'ailleurs si l'on peut introduire dans une partie du canal des sondes un peu fortes, on dilatera suffisamment le méat par ce moyen, en même temps qu'une bonne portion du canal précédent les rétrécissements.

L'uréthrotomie pratiquée avec l'instrument de Maisonneuve est applicable à tous les cas, lorsque l'obstruction n'est pas complète. Je crois inutile d'insister sur la rareté de ces états pathologiques. Il est, en effet, excessivement rare qu'il n'existe aucun pertuis quelconque qui permette l'introduction d'un rudiment de bougie. Lorsque l'on est assez heureux pour pouvoir introduire une algalie ou sonde, un boyau filiforme, une corde de violon, on peut répondre du succès, car on arrivera facilement, au moyen d'une dilatation opérée par ces instruments essentiellement dilatateurs, à introduire la petite bougie vissée à l'uréthrotome de Maisonneuve.

Comme on le voit, cette partie de la chirurgie a perdu de sa gravité, grâce à cet instrument. Le cathétérisme gradué ne doit pas être rejeté pour cela ; mais on ne doit l'appliquer que chez les malades pusillanimes.

La cautérisation est une méthode si inactive, si

inefficace, si douloureuse qu'on doit la repousser presque toujours.

A mon avis, jusqu'à nouvelle invention, jusqu'à nouveau perfectionnement l'uréthrotomie interne par l'instrument de Maisonneuve a détrôné tous les autres procédés et doit mériter seul aujourd'hui les honneurs du triomphe.

ORCHITE. — Je ne parlerai ici que de l'orchite vénérienne. J'ai dit que pour prévenir l'orchite, il était nécessaire de porter un suspensoir et d'éviter l'usage de la tisane de graine de lin ou de décoctions de graines oléagineuses. La marche, la fatigue, les contusions ou pressions du testicule peuvent provoquer l'orchite. Si cette complication se produit, on s'empressera d'appliquer des sangsues, une ou plusieurs fois, sur la partie malade, enflammée, douloureuse ; on emploiera même la saignée générale, par la lancette, si l'inflammation était très vive et avait du retentissement dans toute l'économie. Dans ce cas, on userait aussi des purgatifs salins, de la diète et du repos au lit. Si le cordon est aussi enflammé on posera des sangsues sur le trajet du cordon, en même temps que sur le testicule. Plus on en applique, plus on agit sagement et sûrement .

Les mouchetures ou piqûres avec la lancette, pratiquées sur la partie atteinte, petites opérations vantées par le regrettable professeur Velpeau, détergent plus vite, plus sûrement le testicule et surtout détruisent en partie l'étranglement occasionné par la tunique albuginée qui doit être traversée par les piqûres. La pénétration de la lancette dans le testicule même ne doit pas être appréhendée ; il ne peut en résulter aucun inconvénient. Qu'on sache bien qu'il est essentiel de traverser les membranes qui compriment la glande seminipare. Les mouchetures doivent donc être profondes ; elles doivent aussi être nombreuses.

Après ces petites opérations, comme après la chute des sangsues, on doit appliquer des cataplasmes fortement laudanisés ou résolutifs, après les mouchetures surtout.

Dès que l'inflammation commence à céder on oindra la partie malade avec la pommade suivante :

> Iodure de plomb.............. 6 grammes.
> Extrait de belladone............ 4 id.
> Pommade camphrée ou axonge..., 25 id.

Les onctions seront faites trois ou quatre fois par jour; après chacune d'elles, on appliquera des cataplasmes résolutifs, plutôt froids que chauds, faits avec de la farine de lin et mieux avec de la fécule de pomme de terre ou de la pomme de terre finement râpée. Si la résolution s'effectue, on pourra supprimer pendant la journée les cataplasmes, que l'on remplacera par une compresse de linge en toile de fil, enduite d'une couche de la pommade dont je viens de donner la formule ; le tout sera maintenu par un suspensoir.

La maladie cède au bout de trois ou quatre jours ; à partir de ce moment, le testicule continue à diminuer de volume.

Ordinairement l'écoulement est supprimé pendant l'acuité de l'orchite. Les exceptions étant loin d'être rares, cette observation ne doit pas passer pour règle. On devra tâcher de guérir en même temps la blennorrhagie ou la blennorrhée , causes incessantes d'orchite.

HYDROCÈLE. — Cette maladie est rarement la suite immédiate de l'orchite, et même on n'a pas encore pu prouver scientifiquement une corrélation certaine entre ces deux maladies. Aussi m'abstiendrai-je de passer en revue les divers traitements employés contre l'hydrocèle. Les lecteurs qui désireraient s'édifier à ce sujet pourront trouver tous ces détails dans les traités de chirurgie ou dans les monographies. Je me contenterai de signaler à mes lecteurs l'inutilité des médications locales ou générales en dehors des procédés opératoires, dont la réussite est presque assurée. Sans doute, la récidive se voit quelquefois, mais on ne peut nier que, pratiquée par des mains habiles et habituées, les opérations que nécessite l'hydrocèle, telles que la ponction, le seton et autres, ne soient couronnées de succès.

Le procédé le plus répandu consiste à ponctionner la poche, à la vider presque complètement, à injecter dans le sac du gros vin du Midi ou la solution suivante :

Teinture d'iode......	30 grammes.
Iodure de potassium	3　　id.
Eau tiède.....................	200　　id.

Solution que l'on laisse en malaxant quatre ou cinq minutes. Il faut empêcher le liquide injecté de remonter par le trajet inguinal dans l'abdomen où il pourrait aller provoquer une péritonite, toujours dangereuse.

Bientôt une inflammation adhésive se manifeste et le malade est guéri radicalement au bout de huit ou quinze jours.

PROSTATITE. — Il est rare que cette maladie demeure seule ; toujours le canal ou la vessie sont en même temps dans un état maladif qui nécessite un traitement plus compliqué.

La prostatite détermine des rétrécissements très-dangereux et difficiles à guérir. Par l'emploi de l'uréthrotome de Maisonneuve on peut se rendre maître de ces rétrécissements comme des autres, mais ici il est essentiel de faciliter la réussite par l'usage simultané de sondes métalliques. On ne doit pas négliger le traitement général et le traitement local résolutif. Il me reste à dire un mot de ces deux modes de traitement.

En général, l'iodure de potassium ou le bromure de la même base donnent de bons résultats. On prendra une cuillerée à bouche, matin et soir, de la solution suivante :

> Iodure de potassium........... 8 grammes.
> Eau commune...... 200   id.

Ou bien de celle-ci :

> Bromure de potassium......... 12 grammes.
> Eau commune. 200   id.

De plus le malade se frictionnera le périnée, partie comprise entre l'anus et les testicules, avec la pommade suivante :

> Iodure de potassium............ 4 grammes.
> Eau distillée, quantité suffisante
>   pour dissoudre l'iodure de po-
>   tassium exactement.
> Iodure de plomb............... 2   id.
> Extrait de ciguë............... 4   id.
> Extrait de belladone........... 4   id.
> Axonge 16   id.

La prostatite occasionne le plus souvent la constipation, que l'on devra combattre par des lavements répétés ou des purgatifs légers. On a effectué bon nombre de guérisons par l'emploi des eaux minérales en boissons et en bains locaux ou généraux. Ces eaux doivent être alcalines et sulfureuses.

CATARRHE VÉSICAL. — Très-rare chez la femme; cette affection atteint souvent l'homme, mais il n'est pas encore prouvé que l'intervention des maladies vénériennes soit nécessaire pour la produire. Le plus grand nombre des malades atteints de catarrhe vésical n'ont éprouvé que des affections vénériennes insignifiantes ou n'ont jamais eu aucun accident de ce genre. La certitude que j'ai acquise que le catarrhe vésical est plus rarement qu'on ne croit la suite des maladies qui m'occupent exclusivement, me dispense d'indiquer tout au long les traitements mis en usage contre cette maladie. L'emploi du baume de copahu, du goudron purifié, du sirop ou décoction de bourgeons de sapin, de tisanes amères, toniques ou rafraîchissantes, selon la période, peuvent procurer quelques soulagements, des guérisons peut-être. On obtiendra de bons résultats aussi par l'usage des pilules de térébenthine de Venise, des diurétiques, tels que poudre de digitale, sel de nitre, etc. Le traitement qui réussit le mieux est celui qui consiste à pratiquer des injections froides, légèrement caustiques au moyen de la sonde à double courant, si c'est possible.

L'hydrothérapie peut amener quelque soulagement en procurant des forces. Il faut que ce traitement énergique soit continué et fait avec persévérance, bien ordonné, surtout effectué avec des eaux froides ne dépassant pas six ou huit degrés au-dessus de zéro.

Cette maladie est souvent héréditaire. Dans ce cas, elle est presque toujours incurable et fait explosion au milieu de la santé la plus florissante.

OPHTHALMIE BLENNORRHAGIQUE. — Le traitement de cet accident doit être énergique. Il est urgent d'instiller entre les paupières, si on peut les séparer, quelques gouttes de la solution suivante, indifféremment employée chez l'adulte et chez l'enfant :

> Nitrate d'argent......... . 0,30 centigrammes.
> Eau distillée.. .... 10 grammes.

Dans le cas où l'on ne pourrait parvenir à séparer les paupières, on déposerait quelques gouttes de cette solution à l'angle interne des yeux malades. Dès que le mieux se fera sentir, on diminuera la proportion du sel d'argent. On appliquera de petits cataplasmes de fécule de pomme de terre ou de gomme adragant enveloppés de mousseline très-fine. On arrosera le côté du cataplasme qui doit appuyer sur l'œil enflammé avec quelques gouttes de glycérine ou d'huile morphinées.

La formule suivante m'a donné d'excellents résultats :

> Glycérine épurée.......... 10 grammes.
> Chlorhydrate de morphine 0,20 centigrammes.

On peut même en déposer une couche sur le cataplasme, car très-souvent les douleurs sont atroces. Avec l'emploi d'un traitement pareil il est rare que l'acuité du mal ne disparaisse pas dans l'espace de deux ou trois jours.

ARTHRITE BLENNORRHAGIQUE. — Le repos le plus absolu doit être tout d'abord ordonné, puis on appliquera des cataplasmes résolutifs, toutes les quatre heures. Si la douleur était vive et l'inflammation aiguë, on ne devrait pas balancer à appliquer des sangsues. Je repousse, comme pouvant entraîner des conséquences assez graves, l'emploi des frictions mercurielles. D'ailleurs leur effet est et demeure contestable.

Lorsque la tuméfaction aura sensiblement diminué, il peut rester dans l'articulation une certaine quantité d'eau, de sérosité qui détermine une hydarthrose. Quelques mouches de Milan, posées sur la surface de la tumeur, aux endroits où le liquide semble faire saillie, feront justice de cet épanchement séreux, quelquefois purulent.

Si la peau demeure épaissie, pâteuse, on frictionnera l'articulation avec la pommade suivante :

Iodure de plomb..............	4 grammes
Iodure de potassium...........	4 id.
Extrait de ciguë..............	3 id.
Axonge............	16 id.

VULVITE. — Même traitement que pour la posthite, c'est-à-dire application des mêmes topiques. De plus, la malade obtiendra de bons effets en employant de grands bains émollients.

VAGINITE. — Le traitement de la vaginite ressemble considérablement à celui de l'uréthrite ou uréthrorrhagie de l'homme. La différence des organes impose cependant un autre mode de traitement. Chez l'homme, on administre des médicaments à l'intérieur, parce que, transportés par les urines modifiées par eux, ils agissent sur les organes urinaires enflammés. On sait que le vagin est un cul-de-sac qui aboutit à la matrice. Par là donc aucune possibilité de faire revenir les substances ingérées, tandis qu'il est très-facile d'appliquer des topiques sur toutes les parois de la muqueuse du vagin. Le canal de l'urèthre de la femme étant très-court et presqu'en dehors du vagin, ne s'enflamme pas toujours, et si cette inflammation a lieu, elle ne nécessite pas un traitement bien sérieux. D'ailleurs l'uréthrite chez la femme est peut contagieuse parce que les fonctions de l'urèthre ne jouent aucun rôle dans le coït. Ce n'est donc que dans les cas très-intenses que l'on pourra, comme adjuvant, prescrire les substances que nous avons indiquées à l'article blennorrhagie. Mais leur efficacité est très-contestable. Les grands bains adoucissants seront prescrits dès le début. On conseillera des tisanes rafraîchissantes. C'est le traitement local qui doit primer sur tous les autres.

Le malade aura soin de laver souvent l'intérieur du vagin au moyen d'injections ou bains, si l'introduction de la canule était trop douloureuse. Les injections médicamenteuses suivront de près celles effectuées avec des décoctés émollients et narcotiques. On fera de préférence ces injections trois ou quatre fois par jour. Je conseille vivement la mixture suivante :

Extrait de ratanhia..............	10 grammes
Laudanum de sydenham......	4 id.
Sulfate de zinc....	0,20 centigr.
Sous-nitrate de bismuth.......	10 grammes
Glycérine...................	200 id.

La guérison est plus certaine et plus rapide si la malade veut bien se soumettre au tamponnement. Ce tamponnement doit être fait deux fois par jour, ou au moins une fois de la manière suivante :

On prendra une forte mêche de charpie ou un fort tampon de coton cardé que l'on imbibera de la mixture ci-dessus indiquée et que l'on introduira dans le vagin, soit avec les doigts, soit au moyen du spéculum. Tant que faire se pourra on ne retirera le tampon que pour en appliquer immédiatement un autre. On peut encore se servir, pour imbiber les tampons, du mélange suivant :

Tannin......................	2 grammes
Extrait d'uva ursi..............	4 id.
Sous-nitrate de bismuth.	6 id.
Glycérine...................	200 id.

Ainsi le traitement local bien appliqué suffit pour arriver à complète guérison. Les opiats, les capsules de copahu., etc., sont autant de médicaments inutiles, quand ils ne sont pas nuisibles à la santé des malades. Toutefois, on administrera ces médicaments internes, si le canal de l'urèthre est envahi.

L'usage de la liqueur de Guyot au goudron, à l'intérieur et en injections, facilite considérablement la guérison.

EXCORIATIONS DU COL DE L'UTÉRUS. — Connaissant comment se produit cette complication on doit se hâter de guérir rapidement la vaginite. Ces excoriations cèdent facilement à la cautérisation avec le crayon de nitrate d'argent ou pierre infernale. Un tampon fixé sur le col après qu'on l'aura trempé dans le mélange qui suit :

Gomme adragant ... . 4 grammes.
Eau commune................. 30   id.

laissez émultionner, puis ajoutez :

Tannin...... 6   id.

peut produire une guérison assez prompte.

URÉTHRITE. — Lorsque le canal de l'urèthre de la femme s'enflamme, s'il produit un écoulement blennorrhagique, on devra prescrire des injections avec une petite seringue en verre, remplie de la mixture suivante :

Sulfate de zinc.......... 0 50 centigrammes.
Teinture de cachou...... 2   grammes.
Eau de roses......... .. 150   id.

En général, cette affection cède en même temps que la vaginite. C'est le fait de cette complication qui doit nécessiter l'usage des médicaments internes , tels qu'opiats et tisanes diurétiques. Je recommande surtout l'usage de la liqueur de Guyot au goudron.

URETHRO-VAGINITE CHRONIQUE. — L'uréthro-vaginite chronique est très fréquente chez les filles soumises ou les femmes qui reçoivent, quoique moins publiquement, bon nombre d'hommes. Ces affections chroniques s'expliquent surtout par la fréquence des vaginites sur le même sujet.

Je ne saurais trop recommander à ces dames de se

débarrasser de ces écoulements légers, il est vrai, mais excessivement tenaces. Quoique non contagieuses ces pertes facilitent l'inoculation d'autres maladies et peuvent même déterminer chez un homme qui s'excitera dans de pareilles conditions des blennorrhagies plus ou moins sérieuses.

Est-on bien sûr toujours à quel degré de chronicité s'arrête le pouvoir contagieux. Pour éviter ces funestes incertitudes, je conseille aux malades d'user du sirop ferrugineux, d'injections toniques, de préparations au goudron prises à l'intérieur, qui les débarrasseront de ces écoulements. Ainsi je recommande l'emploi des injections suivantes faites avec la seringue à matrice, de Ricord :

> Extrait de ratanhia. .... 10 grammes.
> Teinture d'aloès............. .. 1   id.
> Décoction d'uva ursi et d'écorce
>   de grenadiers.....'.......... 300   id.

On pourra aussi injecter ce même liquide dans le canal de l'urèthre au moyen de la petite seringue en verre à injection pour hommes.

Les injections faites avec la solution suivante m'ont fourni de nombreux cas de guérisons :

> Tartrate de fer et de potasse..... 6 grammes
> Eau commune................. 200   id.

On augmentera ou on diminuera la proportion du sel martial suivant la sensibilité du vagin.

L'eau de goudron en injection réussit très-souvent.

RÉTRÉCISSEMENTS. — Très rares et faciles à guérir lorsqu'ils se forment par le plus grand des hasards. D'ailleurs, seraient-ils plus fréquents, la brièveté, la largeur de diamètre et la direction presque droite du canal chez la femme rendraient tous les moyens de dilatation efficaces.

VÉGÉTATIONS. — Elles sont très fréquentes chez la femme. On doit se presser de les faire disparaître, car sous l'influence des mucosités, du rapprochement des lèvres et des surfaces vaginales, ces excroissances de chair se multiplient à l'infini. Le traitement ne diffère en rien de celui de l'homme.

CHANCRES. — Ces ulcères vénériens, comprenant deux espèces bien différentes, demandent rationnellement une médication, un traitement tout différent aussi. N'est-il pas de la plus élémentaire logique que le traitement soit le critérium d'une opinion fondée sur l'observation.

CHANCRE MOU, NON-INFECTANT. — Le traitement du chancre mou doit être essentiellement local, puisqu'il n'est qu'un ulcère sans retentissement dans l'économie. Aussi ne soumettra-t-on les malades à aucun traitement interne, à moins que certaines complications viennent forcer le médecin de généraliser la médication pour soustraire les malades à l'élément fâcheux qui est venu compliquer l'ulcère vénérien.

On se trouve en présence de deux modes de traitement, l'un abortif, l'autre curatif, tous deux locaux. Le traitement abortif consiste à emporter par une forte cautérisation le virus vénérien ; par ce moyen on transformera le chancre en une simple plaie qui guérira rapidement. Ce traitement, bien appliqué, diminue de moitié la durée du traitement. A cette fin on se sert d'un caustique énergique ; on doit se servir de préférence de la pâte carbo-sulfurique, de Ricord. On la fait confectionner de la manière suivante :

> Acide sulfurique................... 2 grammes.
> Charbon végétal pulvérisé, quantité suffisante pour obtenir une pâte de la consistance d'une marmelade un peu épaisse.

On devra la fabriquer dans un mortier en verre avec un pilon en verre. Il est nécessaire de s'en servir le plus tôt possible, car l'acide sulfurique étant très avide d'eau s'empare très rapidement de la vapeur contenue dans l'air, et la pâte se liquéfie considérablement.

Voici comment on doit s'en servir :

On applique avec une spatule, ou mieux avec une tige en verre, une quantité suffisante pour dépasser légèrement les bords du chancre. Une douleur très vive mais de courte durée survient et la pâte se ratatine, se crispe, si l'air ambiant n'est pas trop chargé de vapeur d'eau. Pour éviter cet inconvénient on saupoudrera légèrement avec un peu de charbon pulvérisé, de telle sorte qu'on facilitera le ratatinement de la pâte. Lorsque la croûte noire tombera, elle entraînera avec elle la portion détruite et l'on apercevra alors une petite plaie, plus grande que le chancre cautérisé, ayant bon aspect et qui guérira promptement. On activera la guérison en touchant de temps en temps la plaie avec le nitrate d'argent.

Je ne parle pas des autres caustiques, ils sont presque aussi douloureux, moins énergiques, moins efficaces.

Si toutefois le chancre doit être abandonné à sa marche habituelle, je recommande le traitement que voici. On se servira de la solution suivante pour toucher légèrement le chancre :

> Nitrate d'argent........................ 1 gramme.
> Eau distillée........................ 10   id.

On touche deux fois ou trois fois par jour, selon l'abondance de la suppuration, toute la surface du chancre avec un pinceau en plume fin ou un petit bouchon de charpie que l'on imbibera de la solution ci-dessus indiquée, puis on recouvrira le chancre avec un petit morceau de linge de toile enduit de la pommade suivante :

Onguent styrax... .... 5 grammes.
  id.   basilicum............... 5   id.
Extrait thébaïque................ 1   id.
Pommade de concombre........ 5   id.

Le linge est préférable à la charpie, parce que les fils de celle-ci servent de conducteur au pus inoculable. En général, ce traitement suffit pour amener une complète guérison.

CHANCRE PHAGÉDÉNIQUE. — Lorsque le chancre affecte cette transformation morbide, il est essentiel de modifier le traitement. L'application de la pâte carbosulfurique mérite en ce cas les honneurs du premier rang. Si le malade refusait de se soumettre à cette application, on devrait toucher et laver les chancres avec des solutions toniques dont je vais donner quelques formules.

Première formule :

Forte décoction de quinquina rouge
   et de sabine.................. 100 grammes.
Teinture de safran.............. 10   id.

Deuxième formule :

Tartrate de fer et de potasse..... 6 grammes.
Eau distillée.................... 60   id.

On appliquera cette solution en en arrosant un petit gâteau de charpie, et cela deux fois par jour.

Troisième formule :

Teinture d'iode.................. 5 grammes.
Eau d'arquebuse................. 10   id.
Eau de laitue................... 60   id.

Quatrième formule :

<pre>
Vin aromatique........................   30 grammes.
Teinture de quinquina rouge....   4   id.
Laudanum de Rousseau.........   2   id.
</pre>

On ne doit pas négliger de prescrire à l'intérieur des toniques, tels que les vins de quinquina et, de préférence, celui de kina jaune royal. L'usage des ferrugineux relèvera aussi considérablement l'état du malade. Les préparations de fer doivent être prises immédiatement avant les deux principaux repas, et les vins quiniques, tout de suite après les deux mêmes repas. Je conseille vivement de laver, avant chaque pansement, les chancres phagédénisés avec du vin rouge tiède ou de la décoction de sabine, vulgairement appelée *morven*.

Souvent le phagédénisme s'implante sur des chancres pour lesquels on a soumis maladroitement ceux qui en sont porteurs à un traitement mercuriel. Je signale à dessein un des inconvénients d'une mauvaise direction dans le traitement des chancres. Non-seulement les chancres soumis intempestivement à cette médication se phagédénisent, mais encore il survient presque toujours des bubons qui prennent le même caractère que le chancre producteur. Voilà donc un côté pratique bien fâcheux qui doit porter chez les malades la méfiance et qui doit en même temps les détourner de s'adresser à ces *guérisseurs*, à ces *charlatans* incapables de distinguer la nature des chancres.

Car, je le demande à mes lecteurs, quelle confiance peut inspirer un médecin qui ne rougit pas de vendre des remèdes à ses clients ; que doit-on penser d'un pharmacien, ils sont rares j'aime à le reconnaître, qui, en dehors de la vente des remèdes, donne des consultations, soi-disant gratuites, mais qui sont largement rétribuées par le prix des nombreux médicaments qu'il ordonne lui-même ? Ne voit-on pas tout de suite l'intérêt qu'auront ces prôneurs de méthodes à élever la quantité des remèdes, qui les dédommageront considérablement des avis funestes ou inutiles qu'ils auront donnés, soi-disant gratuitement.

Qu'on ne se fasse pas illusion, ces messieurs s'occupent plutôt de sonder la profondeur de la bourse que de rétablir la santé des malades. Aussi ne saurait-on trop s'élever contre de pareils abus, plus répandus qu'on ne croit, abus qui sont une des principales causes d'aggravation des maladies vénériennes et surtout des accidents consécutifs. Le médecin spécialiste doit arrêter au plus vite ces fâcheux traitements qui frappent de phagédénisme les chancres mous traités de la sorte.

Ce sont ces abus, ces médications mercurielles inopportunes, ces mauvaises interprétations du traitement mercuriel, ces désastres causés par un faux diagnostic qui ont engendré cette répulsion, cette prévention du public à l'encontre du traitement spécifique; j'espère réduire à néant ces craintes quand j'arriverais au traitement des chancres indurés. Le public intelligent saura comprendre les raisons qui militent en faveur du traitement bien institué par les mercuriaux à doses convenables.

DIPHTÉRITE CHANCREUSE ou COUENNE. — Cette complication assez rare doit être combattue énergiquement par des caustiques puissants. D'ailleurs le traitement est identique à celui qui est mis en usage contre la pourriture d'hôpital.

On touchera ces chancres avec le perchlorure de fer liquide de Pravaz; ou bien avec du jus de citron; ou encore avec un acide légèrement étendu d'eau.

VÉGÉTATIONS. — Les végétations survenant à la suite des chancres mous ne méritent pas une médication différente de celle des végétations herpétiques et blennorrhagiques. L'excision, la cautérisation ensuite ou l'emploi des poudres légèrement caustiques et siccatives formeront la base de cette médication purement chirurgicale.

POUSSÉE HUMORALE.—Comme je l'ai indiqué plus haut, on assiste parfois à la suite des chancres, surtout quand ils sont nombreux et larges, à une poussée d'humeurs qui peut fausser le diagnostic, si l'on ne s'enquiert pas des autres signes affirmatifs ou négatifs de la nature des chancres. Ce sont, en général, des pustules ou des croûtes qui peuvent envahir les environs du chancre, voire même une certaine partie de la surface du corps. On doit combattre de pareilles éruptions par un traitement anti-humoral, c'est-à-dire par l'usage des dépuratifs amers et végétaux, tels que les sirops de chicorée, de rhubarbe, de gentiane, de houblon, de quassia-amara, ou mieux par celui de Portal qui les résume à peu près tous. L'emploi des bains alcalins avec addition de colle de Flandre, de gélatine par conséquent, réussit à merveille, et l'on voit bientôt disparaître cette poussée d'humeur qui avait pu inquiéter et les malades et le médecin.

BUBONS. — Le chancre mou, qu'il soit purement simple ou phagédénisé ou couenneux, donne naissance une fois et plus sur deux à des bubons ou à un seul bubon, qui prennent souvent le caractère de leur congénère.

Le repos absolu serait le meilleur moyen hygiénique, prophylactique pour empêcher ces bubons de se produire. Dans de telles conditions le bubon ne se présenterait que dans un rapport bien inférieur à celui que j'ai indiqué dans le chapitre précédent.

On a accusé la cautérisation d'enfermer le loup dans la bergerie, c'est-à-dire de répercuter le virus chancreux, quel qu'il soit, dans les vaisseaux lymphatiques et dans les glandes qui ne tardent pas ainsi à s'engorger et à s'enflammer. C'est une profonde erreur qui a encore cours malheureusement. Il y a peut être dans cette opinion quelque chose de vrai , qui s'appliquerait aux cautérisations faites de telle ou telle manière.

Ainsi la cautérisation destructive, profonde, abortive, non-seulement ne peut répercuter, enfermer le virus, mais elle le détruit sur place. Les cautérisations légères et répétées que j'emploie de conserve avec ceux de mes confrères qui s'occupent sérieusement des maladies vénériennes, ne peuvent pas non plus être taxées d'engendrer de pareils inconvénients. D'ailleurs, l'observation de chaque jour vient détruire et réduire à néant une pareille accusation. On ne pourrait donc que mettre à l'index ces cautérisations intempestives, tenant le milieu entre celles qui sont destructives et celles qui ne font que modifier la surface des chancres, puisqu'elles peuvent, celles-là seules, produire des bubons.

Outre que ces préventions peuvent être fondées, il est incontestable que les cautérisations vives, effectuées comme je viens de le dire, sont loin de hâter la guérison des chancres. Il sera donc prudent, si cette méthode n'est pas dangereuse, de renoncer à ce genre de cautérisations.

La pierre infernale doit être repoussée, lorsqu'on veut altérer seulement la nature de la surface chancreuse. La solution de nitrate d'argent doit seule être employée dans le traitement local.

L'apparition des bubons est le plus souvent le fait d'une fatigue, d'une marche un peu forcée. Outre cette cause efficiente des bubons, je ne rejette pas celle qui provient des cautérisations trop vives qui raccornissent les chancres et peuvent forcer la suppuration à s'introduire dans la circulation lymphatique. Aussi, après une ou deux tentatives d'avortement des effets immédiats de virus chancreux, on doit renoncer à ce procédé pour ne s'occuper que de la modification à amener par l'effet de légères cautérisations répétées. C'est le meilleur usage qu'on puisse faire de la solution de nitrate d'argent afin de modifier la surface pyogénique qui fournit le virus contagieux.

Or, le bubon épousant la manière d'être du chancre qui le produit, on comprendra facilement que cette complication doit être traitée de la même manière que l'accident producteur. Si cependant le bubon ne prenait pas le caractère virulent du chancre, on devrait le traiter comme une plaie simple.

Sans qu'il résulte aucun inconvénient, on doit s'attacher à éviter la suppuration, le ramollissement du bubon. Pour arriver à ce résultat désirable il faut recommander le repos, faire appliquer des sangsues, s'il y a inflammation; des cataplasmes laudanisés dans le cas où le bubon serait moins enflammé, mais douloureux.

L'emplâtre de Vigo cum mercurio, appliqué à temps, peut faire avorter aussi le bubon, quoiqu'il soit notoire qu'il réussisse plus rarement qu'on ne croit. Son emploi est plus efficace dans les bubons consécutifs à la vérole.

Si le bubon entre en suppuration, s'il se ramollit, son ouverture devient nécessaire, lorsqu'il ne s'ouvre pas spontanément. Il ne s'agit donc plus que de choisir le mode d'ouverture.

On a tour à tour préconisé l'usage des bistouris, du cautère actuel ou fer rouge, des caustiques liquides ou en pâtes.

Un procédé plus commode, moins douloureux est celui de M. Leriche, qui a donné son nom à ce modus faciendi. J'ai employé et j'emploi encore souvent ce procédé qui ne force pas les malades à garder le lit et qui permet d'obtenir des succès complets. Ce procédé consiste à traverser la tumeur avec une forte aiguille armée d'un cordon en soie qui fait l'office de séton. Après avoir pratiqué cette petite opération, on enroule le cordonnet de soie de manière à ce qu'il ne soit pas

sali par le pus qui s'échappera dès deux petites ouvertures, puis on applique sur chacun de ces petits trous
pratiqués dans la peau, un petit gâteau ou plumasseau
de charpie enduit de cérat opiacé ou d'onguent basilicum laudanisé. On pose par dessus une compresse gra-
duée et l'on maintient le tout au moyen d'une longue
bande de dix à douze mètres que l'on applique en spica
simple ou double suivant l'indication.

Quelquefois l'ouverture des bubons devient un véritable chancre, un ulcère chancreux ; c'est ainsi que se
passent souvent les conséquences de l'ouverture par les
procédés que j'ai enumérés tantôt. Par le séton ou soie
de Leriche, je n'ai jamais eu à regretter une pareille
terminaison. N'est-ce pas un motif assez puissant pour
décider le choix de ce procédé opératoire ?

Si le bubon devient strumeux il est nécessaire de
faire subir au malade un traitement approprié. D'ailleurs cette complication est le plus souvent, pour ne
pas dire toujours, le résultat de la diathèse déjà exis-
tante ou du tempérament scrofuleux, tout au moins
lymphatique. Dès que le chancre et le bubon semblent
prendre ce caractère morbide, dès qu'un état d'indo-
lence s'établit, il est du devoir du médecin de donner
un coup de fouet à l'économie en soumettant le malade
à un traitement tonique, ferrugineux, local et interne.
Ce traitement *intus* et *extra* m'a souvent réussi et a
puissamment modifié et le chancre et les bubons suppurés qui ne seraient jamais sortis de ce *statu quo*
malheureux sans cette énergique médication. Je ne
saurais trop recommander en pareil cas l'usage du
sirop de citrate de fer, de celui surtout de tartrate de
fer et de potasse, de l'élixir tartrico-potassique de
Carrié qui rendront des services signalés et rapides.

La solution suivante m'a aussi réussi dans bien des cas :

Tartrate de fer et de potasse....	8 grammes.
Teinture de quassia amara.....	2 id.
Eau commune.................	200 id.

Dont on prendra tous le jours une cuillerée à soupe avant le déjeuner et avant le dîner.

Tant que possible on doit rejeter toute préparation ferrugineuse insoluble, dont les effets, pour se manifester, ont besoin de transformations chimiques qui en retardent toujours l'efficacité. Souvent même elles ne produisent que la coloration noire des excréments, dont la couleur plus ou moins accentuée indique l'expulsion d'une plus ou moins grande quantité du remède. On devra donc toujours choisir les sels solubles qui, selon la judicieuse observation de M. Mialhe, doivent, tant que possible, contenir une légère proportion d'ammoniaque afin de précipiter et activer l'assimilation des préparations martiales. Ce savant chimiste a reconnu et observé qu'un excès d'alcali vivifiait l'action thérapeutique et l'assimilation du fer.

Je crois inutile d'insister sur le traitement que doivent nécessiter les complications phagédénique, pultacée, couenneuse ou autres. On ne devra jamais négliger de leur appliquer avec énergie les traitements appropriés à chacune d'elles.

CHANCRE INDURÉ. — Avant d'entrer dans les détails du traitement de ce chancre, seul infectant de l'économie, seul véritablement redoutable par le cortège infini qui peut le suivre, il me paraît nécessaire, en véritable médecin pénétré profondement du sacerdoce de ma profession, de saper et détruire les idées préconçues que le public caresse et que le charlatanisme propage en vue de ses propres intérêts.

En effet, plus soucieux du commerce de la médecine que du côté digne et respectable, ne voit-on pas ces *ministres de la grosse caisse* épouser les opinions du public, qui, heureux de rencontrer des gens qui le comprennent, s'adresse de préférence à ces flatteurs de ses idées. Si ces personnes trop confiantes savaient combien elles payeront cher ces conseils, cer-

tainement qu'elles éviteraient de pareilles consul -
tations. On a cru naguère pouvoir exposer en
pleine tribune scientifique le renversement de ce puissant remède qui domine la situation syphilitique. Non-
seulement on n'a pu parvenir à convaincre personne,
mais encore les faits observés possédaient-ils quelque
solide garantie? Cette attaque militaire n'a rien produit, pas même une légère brèche. On a appris ce que
l'on savait déjà : c'est que le traitement spécifique ne
doit pas reposer exclusivement sur un seul médicament.
Bientôt, je développerai cette insinuation de thérapeutique.

Quel est donc ce traitement si rédouté des masses?
C'est l'usage des sels de mercure pris à doses excessivement fractionnées, car la méthode qui consistait à faire
absorber du mercure jusqu'à saturation, jusqu'à la salivation, phénomène affirmatif de cette saturation, s'est
fait justice elle-même. Si elle compte encore quelques
partisans, on peut assurer que leur nombre diminue
chaque jour pour se réduire prochainement à néant.

Je vais démontrer que si la vérole ne frappe plus à
mort ceux qu'elle atteint, comme au temps de Fran-
çois Ier et pendant les siècles qui ont précédé et suivi ce
règne, c'est au mercure que l'on doit de pareils miracles, de plus en plus nombreux et sensibles à mesure
que l'on se rapproche de l'école moderne, qui a pour
ainsi dire réglementé le dosage mercuriel. Aussi ne
puis-je m'empêcher de dire bien haut que c'est le seul
spécifique qui mérite ce nom dans le traitement de la
syphilis. Je ne crois pas pouvoir être taxé de présomp-
tion en prétendant espérer forcer les plus réfractaires à
mon opinion, de convenir qu'en suivant les règles dont
je vais faire l'énumération à propos de l'administration
de ce remède, du mercure, on peut éviter presque sûrement les inconvénients que l'on a reprochés à l'emploi de ce spécifique. J'ose me flatter aussi de les amener
à confesser que les guérisons sont plus sûres, moins

tardives, moins douteuses en faisant usage de ce précieux médicament, qu'en abandonnant la vérole dans le parcours de ses phases et de son évolution toujours redoutable.

Ce n'est pas à dire pour cela que le mercure ne mérite pas quelques reproches, mais je soutiens, fort de ma propre expérience et de celle de bon nombre de syphilographes modernes, m'appuyant sur les statistiques syphilographiques, je soutiens, dis-je, que, sans le mercure, sagement dosé et soutenu par les toniques, l'hygiène et la diatétique, nous en serions encore aux mauvais jours des XVe, XVIe et XVIIe siècles. Sans lui nous assisterions encore à ces épidémies meurtrières qui couvrirent de deuil notre pauvre humanité.

Une preuve irréfragable de la puissance véritable du mercure contre les affections syphilitiques, c'est qu'il est souvent le seul *criterium* de diagnostic. Exemple : Une affection cutanée ou autre étant donnée, le médecin, ne pouvant se rendre un compte exact de la cause de la maladie, de la nature des phénomènes, se décide à faire usage du mercure. La maladie cède, les manifestations morbides disparaissent rapidement. Quel est l'enseignement qui en ressort?

Plus de doute, la maladie remontait à une causalité syphilitique.

Cette preuve seule, cette énergique curabilité par le mercure me semblent devoir faire courber la tête des plus rebelles contradicteurs, des plus entêtés détracteurs.

Aucun traitement n'a pu arrêter la marche de certains ulcères, de certaines pustules, d'éruptions dégouttantes; le mercure est mis en jeu, on l'ordonne à doses convenables *intus et extra*; aussitôt l'amélioration commence, les effets curatifs se produisent, la guérison s'effectue. Que vous faut-il de plus pour vous convaincre, vous qui niez encore la valeur curative du mercure ! Devant de pareils arguments d'observation, devant la brutalité des faits comptés par milliers, si l'on ose encore douter, je n'ai plus qu'à avouer à ces incrédules, que je soupçonne la lumière de leur faire peur. Il est impossible qu'un observateur de bonne foi ne soit pas écrasé par la logique de ces raisonnements fortifiés par les observations de tous les jours.

Pour moi, ce criterium, cette affirmation produite par le mercure frappent mes yeux et mon esprit comme la révélation de traces de fer par une solution tannique.

Cette action thérapeutique me fait dire, sans m'occuper d'une éphémère contradiction, que le *mercure* est le spécifique réellement énergique de la syphilis. A ceux qui s'obstinent à rejeter l'administration du mercure parce que ce spécifique a causé et cause des accidents fâcheux, je répondrai : Faut-il défendre et combattre l'usage des couteaux, parce que ces instruments ont servi et servent quelquefois à commettre des meurtres, des assassinats ? Sont ce des raisons capables de faire repousser et condamner ces objets si utiles ? Et à mes rares confrères qui peuvent encore anathématiser l'usage du mercure, je dirai : Faut-il, parce que la quinine, l'opium et quelques solanées vireuses peuvent amener des accidents graves, la mort peut-être, supprimer ces médicaments de la matière médicale ? Doit-on, à cause de ces inconvénients que tout praticien peut éviter en définitive, se priver de leurs utiles et bienfaisantes vertus ?

En suivant de pareils errements nous devrions brûler nos formulaires, fermer les pharmacies, car presque toute la matière médicale peut devenir une source intarissable de malheurs. Tous les jours n'ordonne-t-on pas des remèdes plus redoutables que le mercure et cependant personne n'élève la voix contre l'emploi opportun de poisons énergiques.

Que le lecteur daigne me suivre dans ce dédale imaginé par quelques esprits timorés, il pourra s'assurer ainsi que des accidents si pompeusement énumérés comme conséquences du traitement mercuriel se réduisent à quelques inconvénients faciles à prévenir ou à combattre. J'ai fait déjà justice, j'ose le penser, des opinions erronées concernant l'alopécie ou chute des cheveux; j'espère réhabiliter complétement le traitement qui m'occupe. D'ailleurs, chaque jour les thérapeutistes, spécialistes ou non, s'efforcent de réglementer le dosage de ce précieux médicament, réglementation qui réduit au silence les quelques reproches que semble pouvoir mériter encore le mercure.

Si j'examinais l'abus qu'on a fait de ce spécifique, si je jetais les yeux sur certains traitements inopportuns et institués par d'ignares médicastres, certainement que j'épouserais les craintes de mes contradicteurs. Evidemment, si l'on continue à laisser à des mains inhabiles, ignorantes, empiriques le soin de distribuer les mercuriaux aux malades mal renseignés ou imprudemment confiants, oh ! alors, je partage cette répulsion, ces appréhensions trop bien fondées.

Nous ne sommes plus au temps de cette école qui enseignait de délabrer les forces physiques de l'économie afin d'ôter au virus tout pouvoir dégradant. Nous sommes loin déjà de cette époque où l'on saturait de mercuriaux les malades. Non, ce temps n'est plus, grâce aux innombrables travaux produits par les plus éminents spécialistes. Les discussions qui viennent de se produire à propos du traitement par le mercure n'ont ébranlé aucune des convictions fondées sur l'observation clinique de tous les jours. Ces savantes dissertations, demeurées infructueuses, n'ont pas cependant été stériles, car elles ont démontré l'utilité de fortifier les malades quand même, j'ajouterai : surtout quand ils sont soumis à l'usage du mercure. Voilà le véritable enseignement qui fait école en l'état. Il est essentiel de tenir le malade dans des conditions hygiéniques de tonicité telles qu'il puisse résister à l'effet débilitant du mercure.

C'est le moyen le plus sûr d'arriver à des résultats miraculeux.

Les partisans de la mercuralisation, attestée par la salivation, sont si peu nombreux aujourd'hui, que c'est à peine si, de temps à autre, quelqu'un de ses préconisateurs ose timidement élever la voix pour soutenir encore cette hérésie déjà surannée. Il est reconnu par l'immense majorité des syphilographes que, par suite d'observations incontestables, les malades sont d'autant plus rapidement et sûrement guéris, qu'ils sont plus robustes, plus fortement vigoureux. Partant de ces faits d'observation, les praticiens ont été amenés à conclure qu'il fallait le plus possible chercher à se rapprocher de cet état de forces individuelles. Tel est le dogme thérapeutique qui domine la médication du chancre induré et de ses accidents secondaires.

La confiance méritée, que l'école moderne professe à l'encontre du mercure, ne doit pas faire oublier quelques inconvénients produits par ce médicament.

Ce qu'on peut reprocher réellement au mercure, c'est la production de l'inflammation de la bouche, inflammation spéciale se manifestant par une abondante salivation, par la tuméfaction des gencives et de la langue, par le saignement facile des gencives, par l'apparition d'un liseré dentaire de la couleur du mercure, enfin par l'ébranlement et la chute des dents. Ce cortége peu flatteur de l'effet produit par le mercure sur la bouche, devrait effrayer les malades, si la médecine et la thérapeutique ne possédaient une arme capable d'empêcher le mercure de nuire localement.

Le chlorate de potasse, remis en honneur par M. Isambert, étudié de nouveau par des chimistes-thérapeutistes distingués, définitivement intronisé dans la matière médicale moderne, ne vient-il pas prévenir, juguler et faire taire ces affreux désordres mercuriels. Ce sel est pour ainsi dire l'antagoniste, l'antidote, le contre-poison du mercure. Son effet chimique sur le sang, que j'ai étudié avec soin, que j'ai constaté dans ma thèse inaugurale soutenue devant la faculté de Paris en juin 1857 (1), assure à ce sel sur-oxygéné de potasse, une place remarquable parmi les remèdes véritablement utiles.

D'ailleurs, le simple arrêt dans l'administration du mercure ne fait-il pas cesser, souvent prochainement, les atteintes morbides du mercure.

L'usage du chlorate de potasse en gargarisme et surtout à l'intérieur fait bientôt taire les effets fâcheux du mercure produits sur la muqueuse buccale, sur les dents, sur les glandes salivaires. Les pastilles au chlorate de potasse pourront suffire dans la plupart des cas. On devra toujours suspendre l'administration du mercure jusqu'à complète cessation des effets morbides.

On a attribué au mercure la détermination des douleurs ostéocopes, de diverses névralgies, de céphalées très-douloureuses, de la folie dite hydrargyrique. Examinons si ces accusations sont fondées. Que dirait-on si je présentais des malades atteints de douleurs nocturnes aux tibias (os de la partie antérieure de la jambe), alors qu'aucun atome de mercure n'aurait été absorbé. Certes, ces cas ne sont pas rares, tandis que beaucoup de malades traités par les sels mercuriaux n'ont jamais éprouvé de symptômes ostéocopiques. L'observation de pareils résultats se présente chaque jour, et si l'on veut bien se donner la peine d'interroger des syphilitiques on ne tardera pas à être convaincu de la véracité de ce que j'avance. Aussi peut-on affirmer comme conclusion que les douleurs ostéocopes apparaissent en raison inverse du traitement mercuriel. Loin de provoquer ces douleurs nocturnes, le traite-

---

(1) Études sur le mode d'action du chlorate de potasse ; ses effets thérapeutiques dans quelques maladies. PARIS — 1857 — Rignoux, imprimeur de la faculté de médecine. *Thèse du doctorat.*

ment hydrargyrique ou mercuriel les prévient et les empêche de se produire. On a donc encore confondu l'effet de la maladie avec celui du remède. Cette confusion ne m'étonne pas quand je la vois surgir au milieu du public qui, ordinairement, se forme des théories en médecine, des opinions, basées sur un ou deux faits, mal ou incomplètement observés.

J'en dirai autant des céphalées et des névralgies syphilitiques, sous l'influence purement vérolique ou déterminées par des éruptions consécutives.

Ce n'est nullement le fait du mercure, bien certainement. Si le malade est chétif, malingre, anémique, on ne saurait nier que l'absorption des mercuriaux ne puisse aggraver la situation morbide et déterminer peut-être des névralgies, qui seraient survenues dans de pareilles conditions.

Or mes lecteurs pourront voir bientôt que le praticien doit surveiller ces états maladifs, les combattre énergiquement, afin que les malades puissent supporter le traitement mercuriel sans tomber dans ces cachexies, ces détériorations générales toujours fâcheuses.

En dehors de cette possibilité, je ne sache pas qu'on puisse jeter sur le mercure une pareille déconsidération.

Voyons si la folie hydrargyrique, mercurielle comme on a voulu la dénommer, est réellement imputable au mercure. J'ai vu, je l'avoue, deux cas bien accentués qui ue pouvaient être attribués qu'à des influences mercurielles; aussi je les expose sans répugnance, tant il est rare d'en rencontrer. Il s'agissait de deux hommes déjà âgés, l'un avait cinquante-quatre ans et l'autre cinquante-un ans. Le malade de cinquante-un ans, atteint de chancre induré à la commissure des lèvres, fut soumis par moi au traitement mercuriel. Seulement, au lieu de s'en tenir aux doses conseillées, il doublait, triplait la quantité quotidienne de mercure. Il fut pris de symptômes sérieux de folie qui exigèrent son internement. Il est sorti depuis et se porte à merveille ; il n'a plus eu d'accidents sérieux de vérole, après sa sortie de l'hospice. Quant à l'autre malade âgé de cinquante-quatre ans, voici des symptômes bien moins sérieux qui se montrèrent : il perdit la faculté de la mémoire ; il oubliait ce qu'il venait de faire, ce qu'il avait à faire ; la tête était lourde, pesante, le regard était vacillant, il dut cesser le traitement. Or, comme la syphilis continuait sa marche qui se manifestait par l'apparition de plaques muqueuses à la bouche et à l'anus, je le soumis à l'usage de bains mercuriels. Au deuxième bain les mêmes symptômes intellectuels cérébraux reparurent ; aussi ce malade a été forcé de cesser tout traitement. Malheureusement la vérole montre le nez de temps en temps.

Comme on le voit, il s'agit de malades âgés, mal disposés par conséquent à subir un traitement quelque peu débilitant. L'un d'eux a abusé du mercure contrairement à mes indications et à mes sages avis. Tous les deux n'étaient pas dans des positions de fortune à user d'une alimentation très réparatrice, très substantielle.

De ces deux faits il faut conclure que la plus grande prudence doit régir l'administration du mercure chez les malades âgés, débilités et chez les femmes surtout. Si l'on agissait autrement, on tomberait dans une exagération pareille à celle de celui qui, pour calmer une douleur, donnerait des doses de narcotiques capables d'empoisonner. Il est de pratique élémentaire que le remède ne soit pas pire que le mal. Tel est le cri du gros bon sens.

On a voulu aussi imputer au mercure l'explosion de nécroses, d'exostoses. Et ces monstruosités ont malheureusement trouvé de l'écho. On n'a même pas reculé devant l'affirmation de faits complètement faux, erronés. Ainsi, combien de gens aux apparences saines de bons sens, osent soutenir qu'on trouve le mercure en nature dans ces plaies ou ces hypertrophies des os.

Je défie qui que ce soit de jamais me montrer un atome de mercure dans ces parties malades des os.

Du moment que j'aurais la certitude de ces faits impossibles, éclos dans des imaginations fantaisistes, je serais le premier à confesser mon erreur.

Certes le mercure n'est pas un de ces corps qui disparaissent comme par enchantement; s'il était dans l'économie, on le retrouverait; et si cette prétention ridicule était vraie, on aurait déjà découvert ce corps simple dans les endroits que l'on a signalés depuis longtemps. Néanmoins, si l'on parvenait à retrouver quelques parcelles de mercure, dans quelle partie du corps que ce soit, on pourrait affirmer que le malade a été bourré de mercure en dépit de tout bon sens thérapeuthique. Ces découvertes même ne sauraient infirmer ce que je viens d'avancer avec la plus ferme conviction. Quel intérêt, d'ailleurs, peut avoir un médecin consciencieux de préconiser une médication plutôt qu'une autre, lorsque son seul souci doit consister à guérir le plus de malades possible ? Et si ces faits avaient pu se produire dans les siècles derniers, alors qu'on saturait de mercure les malades, des auteurs sérieux en eussent fait mention. Que l'on sache bien qu'en l'état une pareille démonstration est matériellement impossible.

Jusqu'à preuve du contraire de ce que j'avance, je suis en droit de protester énergiquement et de taxer d'imposture une pareille assertion.

Ces insinuations mensongères sont très regrettables, redoutables même, car elles sont capables d'écarter les malades des médecins sérieux, convaincus par l'observation de chaque jour de la nécessité d'un traitement mercuriel sage et prudent.

Si les personnes atteintes de chancre induré, infectant, pouvaient voir dans l'avenir quelles sont les tristes conséquences de cette répulsion pour une médication seule efficace, je suis persuadé qu'elles seraient les premières à repousser de pareilles faussetés.

Je parle ici en homme convaincu et je déclare qu'en présence des redoutables accidents de la syphilis les influences mercurielles ne sont qu'un animalcule à côté de ces monstres engendrés par la vérole, hydres qui dévorent la santé de l'homme jusque dans sa postérité.

Peut-on tergiverser entre les suites du mercure, faciles à combattre, et les conséquences terribles de la syphilis, impossibles à déraciner sans le secours de ce précieux médicament.

Ce n'est pas dire qu'il faille nécessairement absorber du mercure pour guérir la vérole ; il se rencontre des natures fortes, robustes, qui, par le seul effet de leur énergie vitale, résistent à l'influence terrible de la syphilis. Ce sont là d'ailleurs les guérisons qui ont armé de courage quelques détracteurs du mercure. Mais pour quelques heureux cas qui se sont rencontrés et qui se présentent de temps à autre à notre observation, faut-il renverser le puissant rempart qui garantit tant de malades contre les coups affreux de la vérole.

Quelques cas authentiques de guérison sans mercure cités par des praticiens dignes de foi pourraient-ils être capables de faire repousser une médication qui compte, par milliers, des résultats radicaux.

Pour moi, je suis persuadé que la vérole ne pourra jamais être annihilée sans mercure, si deux conditions essentielles pour arriver à ce résultat ne se rencontrent pas. Ainsi il est nécessaire : 1° que la vérole soit bénigne ; 2° que le sujet qui en est affecté soit robuste et vigoureux.

Pour me résumer je dis :

1° Qu'en thèse générale la vérole ne peut guérir sans traitement mercuriel ;

2° Que le mercure est infiniment moins redoutable dans ses effets que la vérole livrée à elle-même ;

*3° Que le traitement par les mercuriaux est jus-
qu'à ce jour le seul qui puisse mériter le nom de spécifique ;*

*4° Que cette médication, fortifiée par l'usage des
toniques et d'une bonne hygiène, est la seule capable
de guérir la vérole et de lui faire perdre son influence
redoutable.*

Le dosage du mercure, la prudence du médecin, la
docilité du malade affirment tous les jours les vérités
que je viens d'émettre en forme de propositions.

Ces considérations, maintenant bien établies, seront,
j'espère, suffisamment comprises par mes lecteurs.

Voici le traitement tel que je l'institue lorsque j'ai à
m'occuper de chancres indurés, en un mot de la vérole
constitutionnelle.

Si je me trouve en présence de malades inébranla-
blement prévenus contre le mercure, je tâche de leur
donner le change sur le traitement que je vais leur
faire suivre. Si ce moyen, si cette petite ruse ne réussissent pas, je m'efforce de les convaincre sur la nécessité
d'un traitement mercuriel, tout en les rassurant qu'ils
absorberont des doses infiniment faibles. Dans le cas
de non persuasion, je les prie de s'adresser ailleurs,
tant je suis pénétré de la nécessité du secours du mercure. Et si des médicastres saturent de mercure quelques malades trop confiants ou avares qui vont s'adresser à eux, puis-je m'associer à cette fâcheuse appréhension née sous l'influence de pareilles observations.

Ce qui est le plus déplorable, c'est que ces mêmes
malades, croyant économiser en fuyant les cabinets des
médecins sous le prétexte fallacieux qu'ils ne veulent
pas prendre du mercure, vont dans certaines pharmacies, chez certains charlatans qui les bourrent de
remèdes le plus souvent inutiles, très-coûteux, renfermant quelquefois intempestivement plus de mer-

cure qu'ils ne croient. Le plus regrettable dans tout cela c'est que ces mêmes malades sont souvent dévoyés et suivent un traitement qui les conduit à d'atroces conséquences, résultat fatal si celui qui se targue de donner des consultations dites gratuites et des remèdes soi-disant infaillibles a basé sa médication sur un faux diagnostic. Que sont les petits inconvénients d'un traitement mercuriel bien dosé à côté de ces horribles et cruelles énormités thérapeutiques !

En suivant de pareils errements, les malades perdront un temps précieux, dépenseront le triple d'argent qu'ils auraient eu à donner pour les frais d'honoraires et de médicaments, courront les chances amères d'une mauvaise direction dans le traitement, absorberont des masses de médicaments inutiles ou nuisibles, enfin, en deux mots, ils seront le plus souvent exploités et dévoyés.

Les tristes abus que l'on fait de la crédulité des malades sont rares, et leurs auteurs finissent par être connus : trop tard, il est vrai, le plus souvent. Quelque peu nombreux que soient ces commerçants de remèdes soi-disant spéciaux, n'est-il pas du devoir des hommes compétents de les signaler au public toujours victime de ces charlatans plus ou moins déguisés.

Le corps médical et le corps pharmaceutique se respectent assez pour repousser de toute leur force ces membres gangrenés qui sont des causes permanentes de déconsidération humiliante.

Revenons au traitement : avant d'instituer un traitement aussi sérieux , il est nécessaire que le médecin établisse un diagnostic certain sur la nature du chancre. Il faut aussi que le traite – ment du chancre reconnu induré ait pour base le mercure pris à doses tolérables et assimilables. Il est urgent aussi d'administrer en même temps des toniques, des amers et de soumettre les malades à une alimentation analeptique, ayant pour base les viandes de boucherie. Ce sera le complément obligé du traitement spécifique.

Les conséquences qui résulteraient d'un traitement spécifique non basé sur ces données seraient peut-être redoutables.

Je n'ai donc plus qu'à indiquer à mes lecteurs, suffisamment pénétrés de toutes ces considérations, la marche du traitement spécifique, tel que le demande une sage thérapeutique.

On ne doit administrer le mercure qu'après avoir acquis la certitude de l'existence des accidents primitifs, c'est-à-dire de l'induration, de la pléiade ; à défaut de la preuve palpable de la réalité de ces affirmations de la syphilis, on devra attendre l'apparition des phénomènes secondaires qui indiqueront l'infection constitutionnelle. Tant que l'on n'aura pas une certitude réelle, on doit s'abstenir de tout traitement mercuriel interne. En attendant les preuves manifestes de la vérole on ne doit pas négliger le traitement local du chancre.

J'admets que le chancre soit reconnu induré avec ou sans la deuxième certitude qui s'appelle pléiade, on fera subir à ce chancre ou à ces chancres les pansements suivants :

On cautérisera légèrement toute la surface ulcérée avec la solution suivante, dont on imbibera la pointe d'un petit pinceau en plume :

> Nitrate d'argent............ 0,50 centigrammes.
> Eau distillée.............. 10 grammes.

Les cautérisations devront être faites deux fois par jour. Immédiatement après avoir touché ainsi le chancre, on appliquera un petit morceau de linge de fil enduit de la pommade suivante :

> Extrait thébaïque................... 1 gramme.
> Onguent styrax.................... 5 id.
> Pommade de concombre.......... 10 id.

On pourra augmenter encore la proportion de nitrate d'argent dans la solution ci-dessus indiquée, si
l'effet caustique produit ne modifiait pas bientôt la
surface. Dans les cas de chancre induré on n'a plus à
craindre d'enfermer le loup dans la bergerie, selon l'éx-
pression imagée des détracteurs des cautérisations,
puisque l'infection a eu lieu, puisqu'enfin les bubons
suppurés sont excessivement rares, pour ne pas dire
exceptionnels, dans ces évolutions chancreuses infectantes.

On ne se servira jamais du vin aromatique, qui
peut être employé pour le pansement des chancres
mous, simples. Le vin aromatique ne ferait qu'augmenter l'induration sous-chancreuse.

Au début du chancre, avant d'employer toute cautérisation, on peut le saupoudrer avec une poudre ainsi
composée, que l'on maintient au moyen d'un petit
plumasseau de charpie :

Calomel........................	4 grammes.
Sucre blanc pulvérisé............	2 id.
Amidon id.	2 id.

L'usage des grands bains doit être conseillé pendant
la durée des chancres, de quelle nature que ces ulcères
soient. Ils lavent, détergent les ulcères, facilitent la
cicatrisation, préviennent les inflammations.

Le traitement local sera suivi jusqu'à complète
guérison de la plaie ; il devra être suspendu, une
fois la cicatrisation obtenue, quand même l'indu -
ration existerait encore , ce qui est le cas le plus
fréquent. Il est rare que l'induration ne persiste pas,
alors que l'ulcère est cicatrisé complétement. Quelquefois, même par l'effet du frottement ou d'un coït trop
tôt effectué, l'épiderme de récente formation se déchire
et la suppuration se rétablit pendant quelques jours.
(Voir planche I, figure 2).

L'induration qui persiste doit-elle inquiéter le médecin ? Je ne le pense pas. Cette induration disparaîtra lentement, il est vrai, mais en définitive on la verra s'effacer complétement. Dans le cas où le malade tiendrait essentiellement à s'en débarrasser, je conseille la pommade suivante en application deux fois par jour :

> Proto-iodure de mercure.......... 1 gramme.
> Pommade camphrée............. 10   id.

Les malades ne devront pas s'étonner d'éprouver quelque douleur par l'effet de l'application de ce mélange ; dans ce cas, on surseoirait à son usage pendant quelques jours.

Le badigeonnement avec la teinture d'iode pure au moyen d'un petit pinceau donne aussi d'excellents résultats.

On devra badigeonner toute la surface indurée deux fois par jour, mais de plus en plus légèrement.

Le traitement interne doit surtout préoccuper les praticiens et les malades. Il doit être d'autant plus énergique qu'il se rapproche de l'accident primitif, dont il convient de neutraliser ou tout au moins de mitiger les effets désastreux consécutifs.

Doit-on attendre l'explosion d'accidents secondaires? A propos de cette question, à laquelle on a répondu de plusieurs manières, je déclare qu'il est imprudent, pour ne pas dire dangereux, de chercher à respecter ce virus qui, si on n'y prend garde, se jouera plus tard des ressources de la thérapeutique.

Du moment que l'on est convaincu d'avoir à traiter un chancre induré, infectant, quelle preuve attend-on encore ? A quoi bon cet atermoiement qui ne sert qu'à laisser profondément germer ce virus redoutable que l'on peut attaquer si positivement. N'est-il pas plus rationnel de déclarer la guerre tout de suite à cet ennemi qui peut grandir au point d'être plus puissant que le remède. On doit donc agir le plus tôt possible.

J'ai déjà manifesté mon opinion sur les débats qui ont eu lieu à Paris dernièrement à propos de la guérison de la vérole sans mercure. A part de très-rares, d'excessivement rares exceptions , il est acquis aujourd'hui à la science que la syphilis ne guérit pas sans traitement spécifique interne mercuriel.

Le chancre guérira, c'est incontestable, mais l'explosion des accidents surviendra à coup sûr. Peut-on appeler cela une guérison de chancre induré ? C'est un blanchiment , voilà tout. Il peut se faire aussi que quelques accidents secondaires guérissent seuls , mais l'ensemble des phénomènes morbides a nécessairement besoin de traitement interne mercuriel, complété par les toniques, les dépuratifs. Il n'est pas à dire pour cela qu'il faille adopter exclusivement, sans contrôle, l'opinion de M. Ricord, lorsqu'il prétend qu'on ne peut pas guérir de la vérole, qu'on vit sans cesse avec cet ennemi. Les cas de guérisons sont plus nombreux qu'on ne croit ; l'observation démontre que l'opinion de l'éminent professeur syphilographe est erronée, en temps qu'elle est donnée comme ne comportant aucune exception.

Ce qui est positif, c'est que par un traitement bien institué, religieusement suivi, repris à des époques convenables, on jugule les accidents syphilitiques.

En attaquant vigoureusement le chancre induré au début, la syphilis en pleine évolution, on force cette maladie à rebrousser chemin pour ainsi dire; on parvient souvent à supprimer prochainement les manifestations redoutables de son existence. Or, si la vérole est arrêtée dans ses phases, n'est-on pas en droit d'affirmer que cette maladie tend à guérir et guérit même, lorsque tout phénomène morbide a disparu pour longtemps, peut-être pour toujours. Je crois plutôt que si les cas de guérison sont rares, c'est la faute du malade, de la médication quelquefois, de la mauvaise direction dans le traitement, de l'ignorance des médications spéciales.

Il est donc urgent de soumettre au plus vite les malades atteints de chancre induré à un traitement mercuriel interne.

Le malade prendra, matin et soir, c'est-à-dire à jeûn et vers onze heures du soir, une des pilules suivantes :

    Proto-iodure de mercure.   0,03 centigr.
    Extrait thébaïque, de..... 0,01 à 0,02 id.
    Conservé de cynorrhodon   quantité suffisante.

On fera le nombre que l'on voudra de pilules semblables. On diminuera la dose de proto-iodure ou on augmentera celle de l'extrait thébaïque, selon que les malades supporteront plus ou moins facilement le médicament actif, le mercure.

Chacune de ces pilules sera prise dans un petit verre à liqueur ou une cuillerée à soupe du sirop suivant :

    Sirop de gentiane............... 250 grammes.
    Sirop de houblon............... 250   id.
Mêlez.

Suivant l'intensité de la vérole, la force du sujet, le sexe du malade, on augmentera ou l'on diminuera la dose de proto-iodure de mercure. Cependant je donne comme conseil très-sage de ne jamais augmenter la dose, même dans les cas les plus graves.

Pour les femmes il est essentiel de réduire la proportion et de la descendre à la formule suivante :

    Proto-iodure de mercure.   0,02 centigrammes.
      et même...............   0,01   id.
    Extrait thébaïque, de..... 0,01 à 0,02   id.
    Conserves de cynorrhodon   quantité suffisante.

Si deux pilules fatiguaient, occasionnaient la diarrhée, des coliques, on suspendrait ou tout ou moins on abaisserait la proportion du sel mercuriel.

Il est sage de supprimer le traitement mercuriel pendant l'époque des règles, des menstrues. On fera continuer néanmoins l'usage du sirop tonique et dépuratif.

Ainsi, je le répète à dessein, le traitement doit varier selon l'âge, le sexe, la vigueur du sujet, l'intensité des manifestations morbides.

Pendant l'évolution des accidents appelés syphilides, je préfère que les malades prennent le sirop de Portal, le plus énergiquement dépuratif et tout autant tonique que celui que j'ai indiqué plus haut.

Si le sujet est malingre, anémique, affaibli, on joindra à ce sirop ou à celui de gentiane simple, une forte proportion de sirop ou extrait de quinquina jaune, appelé en quinologie, calisaya ou kina royal. Une bonne alimentation, l'usage des viandes rôties, saignantes, crues même, associées à du bon vin tonique et généreux ne contribueront pas peu à exercer une grande influence curative sur la maladie.

Les sirops dit sudorifiques, dépuratifs, de salsepareille et autres plantes, simples ou composés, ne remplissent pas toujours les conditions nécessaires à la guérison de la syphilis. La plupart de ces remèdes sont à peu près nuls et devront toujours être remplacés par ceux réellement actifs que je viens d'indiquer. Leur efficacité, si elle n'est pas nulle, est tout au moins douteuse ; aussi, je m'abstiens de donner ce fatras de formules plus ou moins inertes qui encombrent les traités parus jusqu'à ce jour. Je donne la préférence aux toniques et aux amers, sans m'arrêter à tous ces prétendus sudorifiques dont l'énergie est bien hypothétique. La salsepareille, le sassafras, le gayac, le sulfure d'antimoine et autres médicaments, sont plutôt sudoriques par le degré de chaleur de l'eau qui sert à les préparer, que par une vertu spécifique. Je ne réprouve pas ces substances, mais j'ai peu confiance en leur efficacité réelle.

On a vanté aussi outre mesure les Robs ou sirops trèsconcentrés composés.

Il est incontestable que, grâce à l'immense publicité produite dans les feuilles publiques, ces remèdes ont plutôt amené la fortune de leur inventeur que la guérison des malades. Cependant leur usage ne doit pas être tout à fait repoussé, s'ils sont consciencieusement confectionnés.

Le public doit être prévenu contre ces prétendus miracles effectués par leur emploi. Je laisse donc à la bonne foi des inventeurs et à l'intelligence du public le choix de ces sirops concentrés appelés *Robs*.

On voit que nous somme loins de cette école qui enseignait la débilitation. Cet enseignement suranné n'a pas peu contribué à jeter du discrédit sur le traitement mercuriel, ainsi rendu impossible, fatigant, débilitant. En suivant les conseils que je viens de formuler à propos de l'hygiène et de l'alimentation, je puis assurer presque autant de succès que de traitements.

On pourra alors continuer l'usage du traitement, auquel je n'ai nullement la prétentiou de fixer un terme inébranlable. Je n'ai jamais pu comprendre que des esprits éclairés et bien pensants pussent arrêter un cadre de traitement.

Le nombre des pilules à absorber, la quantité de mercure à prendre, le temps nécessaire et suffisant pour le traitement, peuvent-ils rationnellement être fixés. Le tempérament, les forces du malade, l'énergie individuelle, la constitution médicale, le climat, la tolérance du sujet, la malignité ou la bénignité du virus, des accidents, ne sont-ils donc pour rien dans les conditions thérapeutiques. Comme dans toutes les autres maladies, on a besoin de tenir compte de toutes ces considérations. Vouloir agir autrement, prétendre poser des règles immuables, c'est s'exposer à de nombreux déboires, à des contradictions curatives flagrantes.

Il est essentiel que le mercure soit absorbé, assimilé; s'il est rejeté par les selles, on doit s'efforcer de rémédier à cet inconvénient.

Les personnes qui ne pourraient, par raison de fortune, payer le prix des sirops, des robs, peuvent prendre les substances qui en forment la base en tisanes. Seulement, je dois faire remarquer que les sirops sont pour ainsi dire dosés et que le médecin sait ainsi au juste ce qu'il ordonne par jour. Que l'on n'oublie pas, toutefois, que ces tisanes doivent être confectionnées avec des substances amères, toniques, plutôt qu'avec les prétendus sudorifiques dont j'ai fait plus haut une courte énumération. On verra plus loin ce que je pense du traitement complémentaire par les purgatifs.

PLÉIADE. — Cet engorgement spécifique des ganglions inguinaux ou cervicaux ne demande aucun traitement local. Cependant si les ganglions en chapelet étaient trop engorgés, s'ils gênaient ou inquiétaient les malades, on les ferait frictionner avec de l'onguent gris ou mercuriel deux ou trois fois par jour. On pourrait même, moins efficacement il est vrai, employer toute autre pommade mercurielle, qui aurait le seul avantage de ne pas salir autant la peau et les linges.

BUBON. — J'ai dit et je répète que le bubon est très-rare, à l'état d'isolement, à la suite du chancre induré. Cependant, les chancres indurés et surtout l'induration des chancres de la bouche, des amygdales peuvent occasionner des bubons même suppurés. Dans ce cas on emploiera toujours le traitement de l'accident primitif, du chancre induré, et si l'ouverture du bubon prenait la forme chancreuse indurée, on effectuerait de légères cautérisations et des applications de pommades calmantes.

PHAGÉDÉNISME ou CHANCRE PHAGÉDÉNIQUE. — Cette complication, plus fréquente sur le chancre simple, mou, que sur le chancre induré, peut emporter la cause infectante. C'est ce qui peut expliquer le défaut d'accidents consécutifs dans certains cas d'induration de chancre bien observée. Cependant, j'avoue que j'ai de la peine à accorder, à ceux qui ont émis cette opinion, une pareille concession.

J'admets difficilement cet effet heureux du phagédénisme sur un chancre formellement induré, tellement je suis persuadé que l'induration, une fois produite, bien observée, est affirmative de la vérole, de l'infection bien et dûment implantée, infection constitutionnelle que ne saurait détruire aucune transformation locale.

Il ne peut y avoir que le traitement général qui puisse amener un heureux résultat de destruction maligne de cette infection.

Tout ce que l'on peut admettre, c'est que le phagédénisme détruit le pouvoir contagieux du pus chancreux qui s'effectuerait sans lui, sur un autre sujet, par inoculation.

Cette transformation morbide aggrave localement l'état du chancre ; elle lui donne un aspect malin, repoussant, de mauvaise nature.

Au point de vue de la vérole, cette transformation n'est pas regrettable , puisqu'elle peut quelquefois emporter le pouvoir contagieux.

Encore une preuve dans ce fait de ce que j'avançais : que le chancre le plus repoussant, le plus large, le plus laid n'est pas le plus fâcheux, le plus malin, le plus infectant.

J'ai dit, et je ne saurais trop répéter pour l'édification du public, que le plus petit chancre est souvent celui qui a les conséquences les plus redoutables, puisqu'il est presque toujours induré , infectant. (Voir planche 1, figure 2.) Les malades les appellent souvent des chancres *volants*. Que de cruelles déceptions , quelques mois après !

Accidents secondaires.

Avant d'indiquer le traitement de chacun des groupes secondaires, je dois entrer dans quelques explications générales. La plupart des accidents secondaires n'exigent pas de traitement local spécial. Le traitement interne prime sur tous les autres et paraît le plus souvent suffisant. Je ne dis pas cela pour qu'on renonce aux frictions, aux fumigations, bains, lotions capables de faire disparaître plus tôt ces traces honteuses de la syphilis. Les succès obtenus par diverses pommades ou glycérolés additionnés de substances actives sont si nombreux qu'il est du devoir du médecin de s'y adresser, tout en insistant davantage sur le traitement général, interne.

Ce traitement général est celui que j'ai indiqué à propos de l'induration des chancres. Il doit toujours être conforme aux règles que j'ai établies à propos de son administration.

De nombreuses observations cliniques m'ont corroboré dans cette opinion, affirmée par des faits répétés. Cela est si vrai que j'ai obtenu des succès importants par l'emploi de ces moyens locaux, externes chez des malades obligés de suspendre le traitement général.

On ne saurait trop insister sur l'opportunité de suspendre le traitement mercuriel, lorsque des accidents de mercuralisation, d'hydrargyrisme se présentent, mais aussi on ne pourrait trop prémunir les praticiens contre la nécessité du traitement interne, dès que l'apparition de l'accident primitif est bien manifeste.

On ne devra jamais attendre le commencement de l'évolution des syphilides ; ce serait s'exposer à une perte de temps regrettable, ce serait laisser émousser

une arme capable de tailler dans le vif du mal vénérien ; ce serait laisser croître trop longtemps ce reptile
qui finirait par empoisonner jusqu'aux os ceux qui ont
été piqués par lui. Aussi je m'élève énergiquement
contre cette méthode d'expectation dangereuse. Je la
condamne vivement, comme je l'ai déjà fait plus haut.
Ce que je regrette le plus, c'est de voir des praticiens
recommandables oser soutenir encore cette thérapeutique timide et faible.

Quelle est la raison que l'on invoque pour la soutenir? Je l'ignore encore, à moins que ce soit la crainte
de saturer de mercure les malades, saturation que je
réprouve et que l'on doit éviter à tout prix. Serait-ce
parce que ces Messieurs craignent de porter un *d*iagnos-
tic erroné? Dans cette appréhension ils attendraient de
nouvelles affirmations de la vérole. Je ne veux pas leur
faire l'injure d'une pareille crainte.

Aussi je prétends que préconiser cette manière de
procéder, c'est caresser l'ignorance et lui accorder une
certaine concession en matière de diagnostic.

Il est peut-être une raison que l'on se garde bien
d'avouer, par modestie peu dissimulée cependant, c'est
le désir ardent de faire quelque bruit autour de son
nom ; c'est sans doute la gloire de faire école.

Cette ambition est noble , elle chatouille la
fibre sensible de chacun, mais lorsque les malades, le
corps médical ne peuvent en obtenir aucun résultat
utile, je ne sache pas qu'on doive pour ce seul motif
entraîner dans une erreur thérapeutique ceux qui
acceptent toutes explications sans contrôle, sans les rai-
sonner.

Quoi! vous êtes convaincus que vous avez sous les
yeux des malades atteints de la vérole, attestée par
l'induration, par la pléiade, et vous voulez attendre
d'autres manifestations, qui ne se présenteront que
dans un temps plus ou moins prochain !

De deux choses l'une : ou votre diagnostic n'est pas

exact, et alors vous êtes un ignorant incapable ;
ou bien de gaîté de cœur vous attendez que la maladie
se soit aggravée considérablement, et alors vous êtes
coupable d'avoir laissé l'infection se multiplier, se
fortifier au point de pouvoir vous résister plus énergiquement.

Je ne vois pas d'autre issue à cette situation. Ce di-
lemme me paraît écrasant de logique. Que l'on m'indique une autre sortie noble et réellement acquise par
l'expérience et le raisonnement, aussitôt je confesse
mon hérésie.

Cet atermoiement, cette longueur de temps me paraissent condamnés par l'opinion de la science ; aussi
je ne crois pas devoir insister davantage sur la nécessité
absolue de commencer le traitement interne dès l'apparition et la certitude du premier accident de la vérole.
C'est le seul moyen efficace et rationnel de supprimer
ou de diminuer la gravité des accidents subséquents.

Les accidents secondaires sont très nombreux, infinis
pour ainsi dire. En général, ils affectent la surface du
corps, la peau, les glandes, les muqueuses. Dès que
ces accidents gagnent en profondeur et atteignent les
muscles, les os, les organes sphanchniques, ils sont dits
tertiaires et exigent un traitement différent.

Comme cette démarcation n'est pas tellement bien
tranchée que les accidents ne puissent se trouver en
même temps sur le même sujet ; de plus, comme il eut
été très difficile de savoir si, au moment de la seconde
évolution la première venait de finir, on a dû instituer
un traitement qui participât de l'un et de l'autre. Ce traitement devait, tout en attaquant les accidents tertiaires,
ne pas être insignifiant, nul contre les accidents secondaires qui semblaient devoir être remplacés par les
tertiaires. On est convenu de donner à ce traitement
complexe le nom de *traitement mixte*. J'aimerai mieux
l'appeler *traitement de transition,* car il est affecté à
combattre surtout les accidents ou syphilides tardifs

qui marquent le passage, la transition d'une période à l'autre. Ce traitement est institué au moment de cette démarcation mal définie qui indique autant que possible le moment de la succession des deux périodes de la vérole. Cette transition classique n'étant pas démontrée par la pratique, on a dû, pour se conformer à la clinique d'observation, formuler une thérapeutique mixte. D'ailleurs je reviendrai sur ce sujet à propos des derniers acccidents secondaires des syphilides tardives.

ROSÉOLE.—Les roséoles maculeuses, pigmentaires, papuleuses étant en général de courte durée, on peut ne pas les inquiéter dans leur course. Il est rare, quoiqu'en disent certains auteurs, que cette affection cutanée se présente avec des symptômes inflammatoires sérieux. Le plus souvent elle n'est accompagnée que d'érythème ou angine de la gorge. La roséole maculeuse est celle qui est la plus rebelle. La papuleuse, en raison des petites élevures plus sensibles aux doigts qu'à la vue, subit facilement l'influence des frictions et des bains mercuriels.

Ainsi on pourra diminuer considérablement la longueur de son évolution en frictionnant la poitrine et le ventre roséolés avec la pommade suivante :

> Précipité rouge................... 1 gramme.
> Pommade de concombre.......... 25   id.
> Essence de roses.................. 1 goutte.

Ou bien avec le glycérolé suivant :

> Précipité rouge................... 1 gramme.
> Glycérolé d'amidon............... 50   id.
> Ou glycérine épurée.............. même quantité.

En somme le traitement externe de ces manifestations doit peu préoccuper.

Les fumigations mercurielles sont quelquefois préférables.

ANGINE ou érythème de la gorge.— Les rougeurs de la gorge et de la bouche n'exigent en général que des gargarismes narcotiques et émollients, auxquels on pourra ajouter quelques grammes de liqueur de Van-Swieten, d'après la formule suivante, par exemple :

Décoction de feuilles de morelle
    et de tête de pavot............ 200 grammes.
Miel rosat..................... 60   id.
Liqueur de Van-Swieten (nou-
    veau Codex), de.... 10 à 20 et 30 id.

On se gargarisera cinq ou six fois par jour avec cette mixture.

APHTES SYPHILITIQUES.— Ces productions, qui accompagnent, suivent ou précèdent les plaques muqueuses, les ulcérations de l'arrière-gorge, des amygdales, du voile du palais, des piliers, etc., ne cèdent souvent pas aux gargarismes seuls ; on est quelquefois obligé de recourir à l'usage de solutions *ad hoc*. Dans ces cas on se servira de la solution suivante qui réussit à merveille :

Nitrate acide de mercure.......... 2 grammes
Eau distillée............ 6   id.

Avec laquelle on touchera ces aphtes, en se servant d'un pinceau fin légèrement imbibé. Une application faite tous les deux jours suffit en général. Ces aphtes se détergent et disparaissent comme par enchantement. Il ne faut pas négliger d'égoutter le pinceau, afin d'éviter la chute du liquide caustique sur des parties saines, qui seraient cautérisées inutilement et même avec quelque danger. On devra surtout bien observer cette précaution, lorsqu'on se servira d'un mélange plus concentré.

ULCÉRATIONS. — Ces ulcérations, qui succèdent souvent à l'érythème, à l'angine, aux aphtes, s'indurent très souvent et prennent l'aspect chancreux. Elles deviennent éminemment contagieuses , la salive leur servant de véhicule de contagion , comme je l'ai fait remarquer. Ces accidents exigent un traitement local prompt, à cause des désordres qu'ils occasionnent souvent. Quoique moins dangereux que les accidents tertiaires, ils doivent néanmoins être arrêtés le plus vite possible dans leur marche destructive, ulcérative.

On obtiendra des résultats étonnants avec le mélange suivant qui devra varier dans ses proportions suivant l'intensité et la nature du mal.

> Nitrate acide de mercure......   4 grammes.
> Eau distillée, de............ . 3 à 6   id.

Tant que possible il faut recommander aux malades de venir se faire toucher une fois tous les deux ou trois jours au moins. Il ne faut, dans aucun cas, laisser ces mixtures entre les mains des clients. Deux raisons sérieuses s'opposent à cette confiance. D'abord le mélange est dangereux et amènerait de graves désordres s'il était avalé par mégarde ; ensuite si les malades voulaient s'en servir, je suis convaincu qu'ils se feraient de trop graves cautérisations, des blessures même ou bien n'obtiendraient qu'un résultat négatif, par suite de l'appréhension où ils seraient de se toucher trop fort. La prudence, l'intérêt même du malade exigent impérieusement cette réserve.

Si l'inflammation était vive, si elle ne cédait que lentement aux applications méthodiques de ce topique spécial, on prescrirait en même temps des gargarismes adoucissants, tels que des décoctions de racine de guimauve, d'orge perlé ou mondé, de têtes de pavot, de feuilles de morelle, etc.

En général, les gargarismes astringents réussissent mal ; on doit les rejeter complètement.

CROUTES.—IMPÉTIGO et autres ÉRUPTIONS DU CUIR CHEVELU. — La pommade au précipité rouge convient le plus souvent contre ces affections du cuir chevelu.

On peut porter la dose du précipité de un à deux grammes dans 25 grammes d'axonge.

Voici une formule anti-impétigineuse qui réussit souvent :

> Précipité rouge, de.......... 1 à 2 grammes.
> Huile de ricin............... 5 id.
> Moëlle de bœuf... .... 25 id.
> Teinture de benjoin......... 30 gouttes.

On prend gros comme une aveline de cette pommade et on frictionne avec la paume de la main ou les doigts sur les parties affectées de la tête.

Le mélange suivant donne aussi d'excellents résultats, surtout lorsque les pustules et vésicules impétigineuses sont petites et nombreuses :

> Bichlorure de mercure.... 0,50 centigrammes.
> Huile de ricin............ 10 grammes.
> Id. d'amandes douces... 20 id.
> Hydrochlorate de morphine 0,10 id.

Les malades auront soin de se peigner lentement, avec précautions, en évitant de heurter, de déchirer avec les dents du peigne les pustules, vésicules, croûtes, papules et autres produits syphilitiques qui auront envahi la tête.

ALOPÉCIE. — La chute des cheveux, loin de proscrire le traitement mercuriel, doit y convier, s'il n'a pas encore été mis en usage. On ne devra dans aucun cas y renoncer.

Si l'alopécie est concomitante avec des éruptions morbides à la tête, on devra se servir des pommades ou huiles dont je viens d'indiquer les formules. Si l'alopécie est le seul accident appréciable , je conseille l'usage de l'huile composée suivante :

Huile de croton-tiglium............	20	gouttes.
Id. de ricin...................	10	grammes.
Id. d'amandes douces	30	id.
Essence de roses	1	goutte.
Teinture de quinquina rouge....	60	id.

Les malades devront prendre toute sorte de précaution ; ainsi ils éviteront de tirer trop sur les cheveux en se peignant, en se brossant ou en se nettoyant la tête. Si les cils, les sourcils, les poils de la barbe ou du pubis, du restant du corps tombaient aussi, on se servirait des mêmes pommades et huiles en friction sur ces parties.

ADÉNITE CERVICALE. — On ne devra s'en occuper que si cet engorgement était gênant. Dans ce cas on frictionnerait avec une pommade mercurielle ou de l'onguent mercuriel. Les femmes auront soin, dans ce cas, d'enlever leurs bijoux, dorures, etc., car le mercure, sous quelle forme ou combinaison qu'il existe, attaque et détruit l'or.

Si un des ganglions s'enflammaient et suppuraient on traiterait ces complications comme on le ferait pour un bubon de l'aîne.

SYPHILIDES MACULEUSES. — Ces syphilides disparaissent lentement ; elles sont souvent très-larges et ont une couleur cuivre-rouge ou acajou qui s'efface difficilement, même par l'emploi de pommades appropriées. Les bains mercuriels et les frictions agissent plus sûrement.

Voici la formule du bain qui réussit le plus souvent :

Bichlorure de mercure, de.   10 à 25 grammes.
Alcool   100   id.

On aura soin de jeter ce liquide dans l'eau du bain. Ces bains doivent être pris dans des baignoires en bois ou en marbre. Si on se sert de baignoires en marbre, on avertira les filles de service pour que, si elles portent des bagues aux doigts, elles les enlèvent lorsqu'elles laveront la baignoire. On pourrait encore vider soi-même la baignoire, avant de quitter la cabine. Sauf cet inconvénient, on n'a rien à craindre d'user de bains en marbre.

Les fumigations se feront comme il suit :

On jettera sur des charbons ardents la poudre suivante :

Cinabre ou sulfure de mercure, de   4 à 10 grammes.
Encens pulvérisé....   10   id.

Le malade, pendant cette opération qui doit durer de quinze à vingt minutes, sera assis sur une chaise garnie ou non de paille, enveloppé d'une vieille couverture de laine.

Ces bains ou ces fumigations seront répétés tous les deux ou trois jours, suivant les cas.

L'emploi de la pommade au précipité rouge, dont la couleur se rapproche de celle de la peau, doit avoir la préférence, lorsqu'on aura à l'appliquer sur le visage.

Elle est composée ainsi qu'il suit :

Précipité rouge, de   0,50 à 0,75 centigrammes.
Axonge...........   25 grammes.

On la parfumera avec l'essence que l'on désirera. C'est au visage surtout qu'on doit faire usage de cette dernière formule, afin d'effacer au plus tôt ces traces honteuses de la syphilis.

On a préconisé contre les taches de la peau, brunâtres et larges, l'emploi de la teinture d'iode, en frictions répétées tous les jours, au moins une fois, jusqu'à effet légèrement caustique. Je ne veux pas nier l'efficacité de ce produit sur les macules ; mais je me demande quel avantage il peut résulter de son emploi, surtout si l'on est inquiété de la couleur des syphilides. Je crois que celle que l'on substitue vaut bien la première teinte, puisqu'elle sera plus accentuée. En agissant ainsi, les malades feront bien de rester quelques jours chez eux.

SYPHILIDES VÉSICULEUSES. — Tout en recommandant la médication générale, on doit ne pas négliger de conseiller un traitement externe d'autant plus sérieux que ces syphilides sont bien plus graves que celles dont je viens de m'occuper. Ici les bains médicamenteux doivent avoir le pas sur l'usage des pommades.

On peut remplacer le bichlorure de mercure par la solution ou liqueur de Van-Swieten qui se trouve toute préparée chez les pharmaciens. Cette liqueur ne renfermant pourtant pas des proportions assez notables de bichlorure de mercure, je ne l'administre que dans les cas bénins.

Cette liqueur contient 0,025 milligrammes de bichlorure de mercure par 30 grammes de liqueur. La formule du nouveau Codex, seul légal depuis le 1er janvier 1867, est plus forte. Elle contient un millième de sel mercuriel en poids, c'est-à-dire un dixième en sus de la formule adoptée jusqu'au 1er janvier dernier. Les lecteurs sont prévenus que lorsque j'indiquerais des formules dans lesquelles entrera la liqueur de Van-Swieten, il s'agira de la solution du Codex 1866-67.

Si les vésicules syphilitiques se déchirent, qu'elles laissent après elles de petits points ulcérés, des déchirures de la peau par où suintent de la sérosité ou quelqu'autre humeur, on devra ajouter aux bains mercuriels 100 grammes de colle de Flandre. Si elles sont un peu douloureuses, on ajoutera encore quelques litres d'une forte décoction de morelle et de têtes de pavot. Cette dernière addition calme presque toujours le prurit ou démangeaison qui accompagne souvent ces éruptions, lorsqu'elles sont dechirées sourtout.

SYPHILIDES PAPULEUSES. — Le traitement externe est à peu près le même que pour les vésicules. Ici on doit recommander pour excipients des pommades, des substances émollientes; ainsi on remplacera avec avantage l'axonge par le cérat, les huiles douces.

On remarque surtout ces syphilides aux mains, aux membres, à la plante des pieds. On évitera tant que possible de toucher des objet rugueux, sales; on changera souvent le linge de jambe, tel que bas, caleçon, chaussettes.

Les bains sulfureux rendront de grands services comme complément du traitement. On conseillera aussi l'usage interne des eaux naturelles sulfureuses, telles que celles de Camoins-les-Bains, près Marseille, celles de Gréoulx, de Barèges, Bagnères, Eaux-Bonnes, Vals (source Dominique) et autres. Cette dernière est sulfurique et non sulfureuse.

On se servira de préférence pour frictions sur les papules des pommades au précipité blanc ou protochlorure de mercure par précipitation.

La formule la plus employée est celle-ci :

Précipité blanc, de............	2 à 3 grammes.
Cérat de Galien........	25 id.

SYPHILIDES PUSTULEUSES. — Elles sont plus rebelles que les syphilides dont je viens de parler.

Outre le traitement général, on doit insister sur un traitement local. Lorsqu'elles prennent de grandes proportions, ces syphilides demandent des soins tout particuliers.

Outre les bains mercuriels, sulfureux ; outre les fumigations pour lesquelles il faut élever la quantité de cinabre employée, on doit oindre les pustules de pommades mercuriellés plus actives.

Ainsi la formule suivante devra être préférée aux formules indiquées plus haut :

> Proto-iodure de mercure.... ...   1 gramme.
> Axonge. .,.............. 30   id.
> Extrait thébaïque................. 1   id.

Cette pommade procure de rapides guérisons dans les cas de varicelles syphilitiques ou pustules ombiliquées de la tête, du cou.

Lorsque quelques pustules se déchireront, s'ulcèreront, produiront un suintement quelconque, il faut les recouvrir d'une mouche ou petit emplâtre de sparadrap mercuriel de Vigo.

On conseillera dans tous les cas l'usage des bains simples ou gélatineux tous les deux ou trois jours. Ces bains détergent, ramollissent les pustules et facilitent la guérison précipitée, activée par les médicaments externes dont je viens d'entretenir les lecteurs.

SYPHILIDES TUBERCULEUSES. — Ce sont les syphilides qui résistent le plus aux bains mercuriels et à toute autre médication externe. La nature de ces produits morbides ne contribue pas peu à les empêcher d'être attaqués par les pommades, bains, fumigations, lotions, etc.

La pommade qui réussit le mieux est la suivante :

> Deuto. ou bi-iodure de mercure... 0,25 centigr.
> Axonge........ ... . 30 gramm.

On fera une friction tous les soirs en se couchant. C'est une pommade énergique qu'on doit employer avec ménagement.

Le bain mercuriel le plus actif contre les tubercules syphilitiques de la peau est celui-ci :

    Bichlorure de mercure ou sublimé 20 grammes
    Sel ammoniac.   5   id
    Alcool........................   200   id.

Les syphilides tuburculeuses sont des accidents tardifs, qui peuvent être attaqués avec succès par le traitement mixte, de transition.

SYPHILIDES ou PLAQUES MUQUEUSES. — Lorsque ces syphilides atteignent les muqueuses des ouvertures naturelles, telles que celles du vagin, de l'anus, de la bouche, il est assez facile de s'en débarrasser en les touchant, si elles sont humides ou ulcérées, avec une solution de nitrate acide de mercure, telle que celle-ci :

    Nitrate acide de mercure........   5 grammes.
    Eau distillée   5   id

On peut se servir aussi d'une solution concentrée de chlorure de zinc ; mais celle-ci agit moins efficacement, tandis que celle au nitrate acide est d'un effet presque certain. Ces plaques doivent être touchées tous les deux jours au moins, avec un petit pinceau en plume ou un petit bourdonnet de charpie fine ou du coton.

Si les muqueuses sont sèches ou peu humides et siégent en dehors de l'anus, sur la verge, sur les parties externes sexuelles de la femme, sur le scrotum ou enveloppe cutanée des testicules, on se servira de la solution suivante avec laquelle on lotionnera deux fois par jour ces plaques ou syphilides muqueuses qui prennent souvent de grandes proportions surtout à la marge de l'anus :

> Bichlorure de mercure........ 0,50 centigram.
> Alcool.. .... 10 grammes.
> Eau commune............... 200 id.

On peut se servir aussi du mélange suivant :

> Liqueur de Van-Swieten......... 60 grammes.
> Eau distillée... .... 60 id.

Il faut que la lotion soit indolore ; aussi on ajouterait de l'eau à ces médicaments externes, s'ils occasionaient de la cuison, de la douleur.

Les plaques muqueuses de la bouche, dont l'aspect est tout différent, car elles sont blanches, à pourtour d'un rouge un peu plus vif que la muqueuse, cèdent facilement à l'emploi des applications faites tous les deux jours avec la solution ou plutôt le mélange à parties égales d'eau et de nitrate acide de mercure.

On conseillera aux malades de se gargariser en même temps avec des gargarismes émollients et narcotiques.

SYPHILIDES DES ONGLES. — Ces produits secondaires morbides ne demandent pas un traitement particulier, seulement je crois devoir indiquer un mode de traitement local qui réussit le plus souvent.

Il faut laver deux fois par jour les parties atteintes avec le mélange suivant :

> Bichlorure de mercure...... 0,50 centigrammes.
> Eau distillée .... 100 grammes.

Puis je fais recouvrir ces mêmes parties avec un linge fin enduit d'une pommade ainsi composée :

> Précipité blanc................. 1 gramme.
> Pommade de concombre......... 25 id.

Cette pommade est préférable pour les syphilides ulcérées à beaucoup d'autres. La pommade au proto-iodure de mercure, vantée par MM. Belhomme et Martin, occasionne quelquefois de l'irritation et de [la douleur, deux inconvénients qu'il faut toujours redouter et éviter si l'on veut effectuer de rapides guérisons. Je fais ici cette remarque à dessein, le lecteur ne devra jamais la perdre de vue lorsqu'il s'agira de tout pansement de chancres, de syphilides ou d'ulcération.

Dans le pansement des syphilides des doigts du pied il faut toujours recommander d'isoler chaque doigt avec du linge enduit de pommade ou de glycérolé.

ONYXIS. — L'onyxis siége le plus souvent autour des ongles des pouces et des gros orteils, non pas cependant exclusivement. Moins douloureux que l'ongle incarné de cause vulgaire, il guérit plus facilement par l'effet de la médication interne et externe.

On appliquera, en cas de douleurs trop vives et d'inflammation intense, de petits cataplasmes de feuilles de mauve blanche et de pain, arrosés de laudanum ou de glycérine opiacée.

On pansera, en dehors de ce traitement émollient, avec la pommade au précipité blanc ci-dessous indiquée, ou bien avec le glycérolé suivant :

    Glycérolé d'amidon................ 30 grammes.
    Laudanum de Rousseau........... 1   id.
    Précipité blanc.... 2   id.

SYPHILIDES SQUAMMEUSES. — Ces syphilides seront traitées localement, comme les papules surtout. La pommade au précipité blanc réussit assez bien. Si elles siégent aux mains, on se lavera dans un plat contenant environ un litre d'eau dans laquelle on aura ajouté soixante grammes de liqueur de Van-Swieten.

On oindra la main, dans la partie affectée, avec de

la pommade au précipité, puis on recouvrira la main
d'un gant en peau un peu large. Ce pansement, ainsi
soigneusement fait, débarrasse assez vite les malades de
ces produits squammeux qui les tracassent aux pieds ;
on se servira, après le pansement, d'une compresse de
linge de toile fine qui enveloppera la partie atteinte.

SYPHILIDES CORNÉES. — Cette espèce de syphilides, qui rentre dans le genre précédent, est toujours
sèche et ne peut être soumise à aucun traitement local
efficace. Je n'ai donc qu'à recommander l'usage du traitement interne qui doit le plus souvent consister en la
médication dite de transition, à cause de l'époque tardive de l'évolution de ces syphilides, se montrant aux
limites qui semblent marquer la phase de transition.

CÉPHALÉES. — CÉPHALALGIES SYPHILITIQUES. — Ces
névralgies cèdent assez facilement au traitement interne ; nonobstant, les malades n'auront qu'à se louer
des frictions répétées plusieurs fois par jour et notamment le soir, et pendant les paroxysmes de la douleur,
avec la pommade suivante :

> Valérianate de quinine......... 1 gramme.
> Sulfate neutre d'atropine....... 0,10 centigram.
> Bi-iodure de mercure.......... 0,15 id.
> Pommade camphrée........... 25 grammes.

Si l'on soupçonnait une exostose de produire la cépha-
lalgie, on remplacerait le bi-iodure de mercure par
deux grammes d'iodure de potassium.

La pommade suivante offre aussi des chances de
succès :

> Acétate de morphine........ .... 0,50 centigram.
> Extrait de belladone .... 1 gramme.
> Pommade camphrée.............. 20 id.
> Deuto-iodure de mercure .... 0,10 centigram.

Cette pommade est moins efficace.

Les malades n'oublieront pas que s'il survenait quelque léger trouble de la vue, ils devraient suspendre momentanément les frictions. La belladone, et à plus forte raison l'atropine, déterminent quelquefois une forte dilatation de la pupille et la confusion de la vue.

IRITIS SYPHILITIQUE. — Le traitement de l'iritis spécifique est à peu près identique à celui de l'iritis de nature vulgaire. Ainsi on administrera des prises de calomel ou protochlorure de mercure à la vapeur, à doses fractionnées, afin d'agir promptement sur l'élément inflammatoire.

Voici les prises que l'on administrera toutes les heures ou toutes les deux heures :

Calomel à la vapeur............ 0,20 centigram.
Sucre de lait.................... 2 grammes.

Faites vingt-quatre prises égales.

Comme on le voit, le traitement interne tient la première place ; il est spécifique et antiphlogistique, altérant. Si la salivation survenait, on suspendrait momentanément ou plutôt on distancerait davantage les prises.

Le traitement local est cependant aussi indispensable que la médication interne. On appliquera à la tempe, du côté de l'œil affecté, le plus près possible de cet organe, quelques sangsues, dont on déterminera le nombre selon la vigueur du malade et le degré d'inflammation de l'œil. Si l'on a décidé d'appliquer huit sangsues, on commencera par en poser quatre, puis, dès qu'une tombera, on la remplacera par une autre, et ainsi de suite jusqu'à concurrence de huit. Ensuite on entretiendra l'écoulement sanguin au moyen de lotions d'eau chaude. Il ne faut pas employer les cataplasmes qui attireraient encore le sang au voisinage de l'œil.

Il vaut mieux faire deux, trois, quatre applications de sangsues successives qu'une seule trop forte.

En même temps, on frictionnera le pourtour de l'orbite, notamment le dessus du sourcil avec la pommade suivante :

> Onguent mercuriel double........ 20 grammes.
> Extrait de belladone............... 2   id.

De plus on instillera entre les paupières une ou deux gouttes du collyre suivant :

> Sulfate neutre d'atropine....... 0,02 centigram.
> Eau distillée................... 6 grammes.

Il est urgent de ne pas négliger ces deux derniers moyens, car l'iris, tendant à se resserrer par l'effet de l'inflammation et de la photophobie ou appréhension de la lumière, doit être maintenu le plus possible dans son état de dilatation normale.

Le traitement de l'iritis sera complété par tous les moyens rationnels ordinairement mis en usage dans les affections inflammatoires.

Il est donc inutile d'entrer dans les détails minutieux de ce traitement, si l'on n'oublie pas les préceptes de thérapeutique générale.

LÉSIONS SYPHILITIQUES DES AUTRES ORGANES. — Ces lésions si diverses sont le plus souvent diffuses et partant difficiles à bien apprécier. Il est encore plus difficile de marquer qu'elle est l'étape où est arrivée l'évolution syphilitique, lorsque ces lésions apparaissent. Les difficultés sont encore plus grandes lorsqu'on veut atteindre par un traitement local ces manifestations internes de la vérole. L'attention des médecins doit être soutenue dans la recherche de ces lésions., au milieu d'une pareille situation. Ici la médecine ration-

nelle milite en faveur de la médication des symptômes.
Selon l'organe affecté, on aura recours à des injections,
des potions, des lavements, des gargarismes, des insuf-
flations, des frictions.

Je ne garantis pas le succès de tous ces médicaments,
surtout de ceux qui sont purement externes ; mais on
s'adressera surtout au traitement spécifique, que l'on
n'administrera que lorsqu'on sera bien assuré de la
véritable cause morbide vérolique.

Le plus souvent on devra entreprendre le traitement
mixte, c'est-à-dire à l'iodhydrargyrate d'iodure de
potassium, sel qui renferme du mercure et de l'iodure
de potassium chimiquement réunis. Cette médication
bien définie et maniée si habilement par MM. Puche,
Boutigny et autres, qui ont formulé des médicaments
spéciaux, méritent, dans ces cas, d'avoir le pas sur les
autres. J'appuie ma manière de procéder sur ce que
les lésions mal déterminées des organes splanchniques
se montrent souvent en compagnie d'accidents secondaires tardifs et d'accidents tertiaires. Ce traitement,
si utile dans les accidents tardifs ou de transitions,
mérite une attention particulière à laquelle je vais con-
sacrer quelques lignes.

Traitement mixte.

La limite qui marque le passage de la période secondaire à la période tertiaire ne pouvant être mathéma-
tiquement indiquée, on a dû s'enquérir d'une médication qui tint du traitement mercuriel et du traitement à l'iodure de potassium. Il fallait découvrir une
méthode qui participât de l'un et de l'autre.

La combinaison du bi-iodure de mercure avec l'iodure de potassium est due à M. Boullay. Ce précieux

médicament composé a été mis en usage pour la première fois par M. Puche.

On arrive à cette combinaison par deux procédés : l'un consiste à donner le sel composé d'emblée, l'autre à laisser effectuer sa combinaison par mélange. Quel que soit le procédé ou la formule que l'on adopte, le résultat étant le même, on ne doit s'inquiéter que de la dose à administrer et de l'application.

Les formules les plus ordinairement adoptées sont les suivantes :

Solution : { Iodhydrargyrate d'iodure de potassium...................... 8 décigram.
Eau distillée..... .... 500 grammes.

On peut administrer de 8 à 50 grammes de cette solution dans 24 heures. On l'ordonnera dans une tisane appropriée.

Pilules : { Iodhydrargyrate d'iodure de potassium...................... 0,50 centigr.
Sucre de lait.................... 0,60 id.

Pour 24 pilules, dont on pourra prendre de une à quatre par jour :

Sirop : { Iodhydrargyrate d'iodure de potassium...................... 0,50 centigr.
Sirop de gomme............... 250 grammes.

Que l'on peut administrer de une à trois cuillerées à café par jour.

Cette formule se rapproche de celle de Puche.

La formule du sirop de Boutigny est la suivante :

Bi-iodure de mercure............ 1 gramme.
Iodure de potassium............ 50 id.
Eau.......................... 50 id.

Après mélange et filtration, on ajoute :

    Sirop de sucre blanc.............. 2400 grammes.

M. Gibert a donné une formule à peu près semblable, qui est aussi digne de confiance.

Comme on vient de le voir, on peut arriver au même résultat par simple mélange.

L'application de ce traitement peut être très salutaire dans les accidents tardifs de la période secondaire, dans les lésions mal définies des organes viscéraux. Je vais indiquer son utilité surtout dans les syphilides ulcéreuses ou ulcères tardifs qui envahissent toute la surface du corps indifféremment. Selon que les manifestations sont hâtives ou tardives, on diminuera ou l'on augmentera la proportion de l'iodure de potassium.

SYPHILIDES ULCÉREUSES. — Ces accidents tardifs sont très-souvent la conséquence d'autres accidents qui se transforment en cette espèce. Leur traitement mérite une attention toute particulière, à cause de l'effet ulcératif, térébrant, destructif des différents éléments de la peau.

En général, cette affection exige une modification dans le traitement spécifique. Comme ces syphilides semblent indiquer une période de transition ; comme elles se montrent le plus souvent de connivence avec les accidents hâtifs tertiaires, on doit de préférence s'adresser à la médication mixte, de transition.

A moins que ces syphilides soient petites, de peu de profondeur, je conseille aussitôt le sirop de Boutigny, par cuillerée à café, matin et soir, ou bien la solution d'iodhydrargyrate d'iodure de potassium, dont j'ai donné plus haut la formule, et dont on prendra une cuillerée à café dans une tasse de décoction de houblon, ou mieux encore dans un petit verre à liqueur du sirop suivant :

    Sirop de Portal................ 200 grammes.
      Id. de quinquina jaune royal.. 100   id.

On doit faire prendre des bains mercuriels avec toute sorte de prudence, à cause des dangers de l'absorption trop abondante qui pourrait se produire par les surfaces ulcérées. J'en dirai autant des fumigations cinabrées.

Le meilleur topique est sans contredit le sparadrap ou emplâtre de Vigo cum mercurio. Il faut recommander aux pharmaciens de le faire moins chargé, moins épais. On coupera de petits carrés que l'on appliquera sur les ulcères un peu étendus ; et si ces ulcérations sont de dimensions assez développées, on les pansera avec des bandelettes du même sparadrap que l'on imbriquera les unes sur les autres pour faciliter l'écoulement du pus qui se forme sur ces ulcères.

On conseillera les grands bains simples ou gélatineux ou les lotions émollientes des parties les plus entamées.

Ainsi, en résumé, on s'adressera plutôt au traitement mixte, c'est-à-dire au sel double de mercure et d'iodure de potassium, qu'au mercure seul.

On pansera les ulcères avec des topiques emplastiques, et on insistera sur l'usage de simples bains émollients ou détersifs.

Accidents tertiaires.

Très souvent les accidents tertiaires apparaissent, alors que les accidents secondaires n'ont pas encore terminé leur évolution. Cette observation, autant pratique que théorique, a conduit les pathologistes spécialistes à s'adresser de préférence à la médication mixte.

Ainsi, lorsque les malades présenteront cette imbrication des deux espèces d'accident, le traitement mixte sera seul institué. D'ailleurs, même en l'absence des accidents tertiaires, le médecin devra toujours compléter le traitement par l'usage de la médication mixte, continué pendant quelque temps.

Voici la formule exacte de la solution de M. Puche :

Bi-iodure de mercure............. 0,4 décigram.
Iodure de potassium............. 0,4   id.
Eau distillée.................... 250 grammes.

Cette solution sera administrée par dix à vingt gouttes par jour, dans un sirop dépuratif, amer et tonique.

On peut aussi formuler des pilules dans les mêmes proportions. Beaucoup de malades préfèrent avaler les médicaments sous cette forme.

Le traitement des accidents tertiaires a pour base l'iodure ou le bromure de potassium. M. Ricord, avant et après lui d'autres praticiens, nombreux et consciencieux, ont reconnu que ces sels potassiques étaient les seuls spécifiques des accidents les plus tardifs, auxquels on a donné le nom de tertiaires.

EXOSTOSES. — Les exostoses sont puissamment entamées par le traitement actif à l'iodure de potassium. Les malades doivent user de ce médicament à l'intérieur et à l'extérieur. Si les phénomènes sont graves, on doit rapidement augmenter les doses de ce sel, que l'on ne fera qu'accroître progressivement dans les cas bénins. On doit commencer par 0,25 ou 0,50 centigrammes d'iodure de potassium, pour élever la dose jusqu'à 10 à 12 grammes dans les exostoses à forme grave et inquiétante.

La formule suivante peut être, dans tous les cas, ordonnée, car elle permet d'arriver à un dosage précis :

Iodure de potassium............ 5 grammes.
Eau distillée.................... 500   id.

La cuillerée à soupe contenant 25 grammes de liquide, on fera absorber 0,25 centigrammes d'iodure de potassium en mesurant ainsi la dose de solutión. La cuillerée à café pesant environ 12 grammes, le malade qui prendra cette mesure de la solution, absorbera, chaque fois, 0,12 centigrammes. Comme on le voit, cette solution contient 0,01 centigramme de sel par gramme d'eau.

Il est préférable et plus efficace de mêler la cuillerée à bouche ou à café de ce médicament à une tasse de décoction de gentiane, de houblon, de chicorée, ou mieux encore de prendre cette quantité de solution dans un sirop dépuratif et tonique.

Il est de la plus grande prudence de prendre l'avis du médecin lorsqu'on doit être soumis à ce traitement; car, outre l'intolérance de certains estomacs à supporter ce médicament, surtout rapidement accru, son usage trop hâtif ou trop prolongé peut occasionner des gastrites, des gastralgies, certaines éruptions particulières cutanées, l'iodiotisme enfin.

Comme je l'ai dit, il faut user d'une certaine hardiesse dans ce traitement.

Une fois arrivés à de fortes doses, les malades devront diminuer la quantité quotidienne absorbée, puis l'augmenter de nouveau, pour la diminuer encore, et cela jusqu'à complète guérison.

On substituera à l'iodure de potassium l'emploi du bromure de potassium, toutes les fois que celui-là ne pourra être supporté ou toléré. Les doses de ce dernier sel doivent être doublées ou triplées, car son efficacité est bien moindre. En raison de la lenteur de son énergie, il est plus dangereux; aussi on ne devra s'adresser à lui que dans les cas d'intolérance bien constatée.

Lorsqu'on pourra continuer l'usage de l'iodure de potassium, on aura soin de surveiller la gorge et la muqueuse du nez qui s'enflamment assez souvent. Quelquefois les fosses nasales sont tellement irritées par lui, qu'un enchiffrènement, un coryza insupportable, vulgairement appelé rhume de cerveau, surviennent et gênent considérablement les malades.

Quelques praticiens ont augmenté audacieusement les doses jusqu'à des quantités fabuleuses, telles que 30 et 50 grammes par jour. J'avoue qu'il faut être persécuté par une gravité redoutable pour s'aventurer jusqu'à de pareilles proportions. On a besoin de sujets bien dociles et bien vigoureux pour que de telles doses puissent être absorbées sans péril.

On a préconisé les préparations d'or contre les exostoses, les accidents tertiaires rebelles. Le chlorure d'or a été le sel le plus en vogue. Malgré les attestations de médecins peut-être de bonne foi, je déclare que je n'ai jamais remarqué d'effets bien constatés, bien patents de cette médication. Je conseille donc d'y renoncer tout à fait, comme je l'ai fait depuis longtemps. Les préparations de platine ont été aussi con seillées, mais on a dû les élaguer aussi vite qu'on les avait adoptées.

On a voulu aussi, par analogie sans doute, s'adresser aux sels de sodium, d'ammonium. Leur inefficacité a été jugée sans appel; car ces médicaments sont tout au plus capables de bercer les malades dans un certain espoir de guérison basé sur l'usage consolateur de cette médication inerte.

On ne devra jamais négliger le traitement local, qui acquiert ici une importance sérieuse. Aussi toutes les fois qu'il sera possible de constater par le toucher l'existence d'une exostose, on devra prescrire l'usage de pommades fortement iodurées.

Voici une formule qui peut être employée avec avantage :

    Iodure de potassium............... 8 grammes.
    Axonge............................. 30   id.
    Eau distillée quantité suffisante pour dissoudre
      l'iodure.

Il sera toujours opportun de varier les proportions suivant la gravité des cas.

Si l'exostose était douloureuse, on ajouterait à la pommade iodurée une certaine quantité d'opium et de belladone, environ un gramme d'extrait d'opium et trois d'extrait de belladone.

L'emplâtre de ciguë saupoudré d'une certaine quantité d'iodure de potassium pulvérisé, incorporé en partie, donne d'excellents résultats.

On a aussi vanté les pommades mercurielles contre les exostoses ; je n'ai jamais obtenu d'effets plausibles par l'usage de ce genre de frictions.

DOULEURS OSTÉOCOPES — Ces douleurs, nocturnes le plus souvent, qui ont leur siége presque toujours dans les tibias, exigent une médication ayant pour base l'iodure de potassium qu'on associera avec avantage aux sudorifiques, aux dépuratifs et mieux encore aux eaux sulfureuses. Les doses d'iodure de potassium devront varier selon la persistance des douleurs, la tolérance des sujets, l'invasion récente ou tardive de ces douleurs.

Je conseille l'emploi de tisanes chaudes, dites sudorifiques, le soir ou un peu avant l'heure de la recrudescence ou de l'apparition des douleurs. Ces tisanes doivent être faites avec du coquelicot, des fleurs de sureau, etc.

Les bains sulfureux pris tous les deux jours et le matin surtout peuvent avoir raison assez rapidement de ces accidents douloureux. On ne devra jamais négliger, pendant ce temps, l'usage de l'iodure ou du bromure de potassium.

Je recommande de faire des frictions avec la pommade suivante, dont je ne saurais trop faire l'éloge :

Iodure de potassium.......	4	grammes
Sulfate neutre d'atropine........	0,30	centigram.
Sulfate de quinine..............	1	gramme.
Extrait d'aconit..........	2	id.
Extrait de ciguë.................	2	id.
Axonge camphrée...............	20	id.

NÉCROSES DES OS. — FISTULES CONSÉCUTIVES. — OSTÉITES. — Le traitement de ces accidents doit varier suivant la nature, l'aspect, la gravité, l'inflammation des parties atteintes. Lorsque la nécrose de l'os amène de la suppuration, celle-ci se fait jour à travers la peau et forme des fistules. Dans ce cas on injectera dans le trajet fistuleux, avec une seringue en verre, le mélange suivant :

Teinture d'iode,...................	30 gouttes.
Iodure de potassium.	2 grammes
Huile d'olive....................	80 grammes
Hydrochlorate de morphine......	0,05 centigram.
Baume opodeldoch liquide.......	25 grammes

On devra faire deux injections par jour, après avoir lavé par des injections émollientes le trajet fistuleux.

Le traitement général dominera toujours la situation. On devra insister sur une alimentation réparatrice.

Le sirop de Portal ioduré, dans de fortes proportions, doit avoir le pas sur les autres sirops dépuratifs.

L'usage des purgatifs sera mené de front avec cette médication. Le choix des purgatifs variera selon le tempérament du malade et la gravité de la maladie.

Dans le cas où ce traitement ne donnerait pas les résultats qu'on doit en attendre, je conseille de revenir au traitement mixte ; car cette inertie du traitement purement ioduré semblerait démontrer que la période secondaire n'a pas encore dit son dernier mot. J'ai obtenu des guérisons inespérées en prescrivant le sirop de Boutigny ou la solution de Puche.

L'ostéite, occasionnant presque toujours de la douleur et s'accompagnant nécessairement de l'inflammation du périoste sus-jacent ou voisin de la partie osseuse enflammée, on devra faire usage de cataplasmes émollients laudanisés, jusqu'à complète disparition de l'état douloureux inflammatoire. Les ostéites syphiliti-

ques sont souvent suivies de suppuration qui entraînent à travers les parties molles des séquestres ou morceaux d'os nécrosés détachés sous cette influence. On
les traitera exactement comme celles survenues par
effets diathésiques scrofuleux, rhumatismal et autres
de cause vulgaire. On devra toujours faciliter la sortie
du pus et des séquestres, portions d'os frappées de mort.

GOMMES. — Ces accidents sont plus rares que les
exostoses ; ils semblent participer de l'accident secondaire et de l'accident tertiaire ; opinion que semble démontrer l'efficacité du traitement local, externe.

En général, je préfère le traitement mixte par le sel
double de mercure et d'iodure de potassium, que par
la médication exclusive soit secondaire, soit tertiaire.
Si cependant des accidents du côté des os co-existaient,
on devrait s'en tenir au traitement exclusivement ioduré
à l'intérieur. J'ai malgré cela obtenu des guérisons et
des soulagements manifestes par le traitement mixte;
aussi c'est celui que je fais primer sur tous les autres.

Tant que les gommes ne suppurent pas ou plutôt
tant qu'elles ne se fondent pas, qu'elles ne se vident
pas, il faut frictionner avec des pommades mercurielles
et de préférence avec l'onguent mercuriel double bella-
doné. Si elles étaient enflammées on les recouvrirat de
cataplasmes émollients, faits avec des morceaux de
pain ordinaire et de feuilles de mauve blanche, ou
avec de la farine de lin que l'on appliquerait après
avoir frictionné la région qui recouvre les gommes.

Une fois que ces produits syphilitiques seront entrés
en suppuration, complication peu rare et je dirai même
désirable, on pansera avec des pommades adoucissantes
ou mieux avec des bandelettes de sparadrap mercuriel
imbriquées.

TESTICULE VÉNÉRIEN ou GOMMES TESTICULAIRES.—
Cet accident grave est curable plus souvent qu'on ne le

croit vulgairement. Il est classé avec juste raison parmi les phénomènes morbides tertiaires. D'ailleurs le traitement interne par l'iodure de potassium réussissant à merveille, cette classification pathologiquement logique paraît, en outre, naturelle.

On devra s'adresser néanmoins au traitement mixte, si cet accident se montrait en même temps que des syphilides tardives secondaires.

Le traitement local doit avoir pour base le mercure, nouveau point de ressemblance résultant du traitement externe qui l'assimile aux gommes, assimilation que je ne saurais trop faire ressortir. Ainsi les frictions avec l'onguent mercuriel, si le testicule n'est pas couvert de trop nombreux points ulcérés, amènent une résolution assez prompte, facilitée et activée surtout par le traitement interne. Lorsque les gommes testiculaires sont en voie de fonte, on tâchera d'appliquer méthodiquement des bandelettes de sparadrap de Vigo cum mercurio ou un emplâtre fondant étendu sur une peau, d'après la formule que voici :

Emplâtre de Vigo mercuriel .. } parties égales.
Emplâtre de ciguë .... }

On a obtenu quelques bons résultats en badigeonnant le testicule malade avec le mélange suivant :

Teinture d'iode................. 10 grammes.
Huile de ricin.................. 10 id.
Collodium...................... 10 id.
Précipité rouge................. 2 id.

Il est essentiel d'agiter vivement le flacon chaque fois qu'on s'en servira. On badigeonnera avec un pinceau en plume un peu fort, afin de pratiquer cette opération plus rapidement.

L'usage interne de l'iodure de potassium doit être conduit avec hardiesse. Il faut augmenter rapidement les doses ; on se hâtera d'arriver à donner par jour de sept à dix grammes d'iodure.

ULCÈRES TERTIAIRES. —PERFORATION DE LA VOUTE DU PALAIS.

—Les ulcères qui se forment pendant la période tertiaire sont de nature maligne et détruisent tous les tissus qu'ils rencontrent. C'est ainsi que l'ostéite spécifique de la voûte de la bouche occasionne des ulcérations, qui sont quelquefois le début apparent de cette lésion, qui doit amener la perforation de la voûte du palais. On devra, dans ces cas, insister sur le traitement général à l'iodure de potassium ; et, à défaut de réussite rapide, on conseillera le traitement mixte. Dans ce cas, il serait prudent de faire absorber à part quelques doses d'iodure de potassium qui compléteraient le traitement mixte.

Les ulcérations tertiaires seront touchées avec une solution concentrée de chlorure de zinc ou avec une forte solution de nitrate d'argent. Il est nécessaire d'arrêter la marche destructive de ces ulcères.

Si la perforation se produit, il ne reste malheureusement plus qu'à faire cicatriser les bords de cette plaie osseuse ; puis, ce résultat obtenu, qu'à appliquer un instrument en argent ou en caoutchouc vulcanisé qui fermera hermétiquement cette ouverture qui a mis en communication la bouche et les fosses nasales. Ces instruments ou appareils prothétiques portent le nom d'obturateurs.

Les cartilages de la trachée artère, l'os hyoïde peuvent aussi être détruits par l'invasion de ces ulcères tertiaires.

Outre le traitement interne, on aura soin de s'occuper énergiquement de la guérison de ces manifestations locales qui pourraient amener des dangers sérieux. Ainsi, avec le secours du laryngoscope, on ira cautériser ces ulcérations, si on peut y atteindre. Tout au moins on fera gargariser les malades avec des mixtures émollientes et spécifiques ; ou bien on insufflera des poudres médicamenteuses. Ces opérations doivent être faites avec prudence et avec une multitude de précautions.

Je crois inutile de recommander de compléter le traitement par l'administration des toniques, de bons aliments et de vins généreux, surtout si les sujets étaient anémiques, pauvres de sang, lymphatiques.

De l'emploi des purgatifs dans le traitement des maladies vénériennes.

Certains auteurs, et notamment bon nombre d'empiriques, ont chanté bien haut le pouvoir infaillible des purgatifs dans toutes les périodes des maladies vénériennes. C'est surtout la vérole, la syphilis constitutionnelle, qui a dû mériter la primauté de ces louangeurs de méthodes exclusives.

Il en est de cette médication comme de toutes celles qu'on a la prétention d'imposer exclusivement. Toutes les écoles, toutes les méthodes ont du bon ; mais l'exclusivisme les rend mauvaises, nuisibles.

Vouloir toujours et quand même purger les malades, c'est se jeter dans l'abus que je signale.

La blennorrhagie, les adénites comportent et exigent même, dans certains cas, l'usage des purgatifs salins, comme je l'ai exposé à propos de ces maladies. L'orchite grave ne saurait être traitée convenablement sans l'emploi de l'eau de sedlitz ou de Pullna. Je suis le premier à conseiller les purges, dès que j'en reconnais la nécessité ; mais je ne m'impose jamais d'avance l'obligation absolue de purger tous les malades atteints de ces maladies deux, trois, quatre, cinq, dix fois et

plus, dans un temps donné. Voilà le côté ridicule,
le côté fâcheux d'une méthode exclusiviste.

Dans la syphilis, la vérole constitutionnelle ; dans
les manifestations consécutives du chancre induré, re-
tire-t-on réellement de grands avantages de l'emploi
des purgatifs répétés? En général les empiriques con-
seillent les purgatifs drastiques, hydragogues, médicaments pour la plupart irritants et excessivement
énergiques. Le remède Leroy entre dans cette classe de
purgatifs. Or les observations de cas malheureux, d'accidents graves sont plus nombreuses que celles de guérisons manifestement amenées par ces purgatifs irritants. Ce n'est pas à dire pour cela que je les réprouve
tous, mais j'affirme qu'il ne faut jamais en exalter
l'emploi au point d'en promulguer la nécessité la plus
absolue. Incontestablement, dans certains cas, l'usage
des purgatifs hydragogues, du purgatif Leroy lui-
même, est indiqué, et il faut que le médecin en conseille l'emploi, comme d'ailleurs je l'ai dit dans plusieurs passages de ce livre ; mais de là à vouloir en faire
une méthode essentielle, seule curative, il y a un abîme
qu'il faut éviter prudemment. Ce serait d'ailleurs, si l'on
rejetait quand même l'usage des purgatifs, se priver
d'une arme énergique qui peut dans certaines circóns-
tances défendre le malade contre les coups violents de
la syphilis.

Ainsi on devra conseiller l'usage de quelques purgatifs dans les cas rebelles de syphilides ulcéreuses surtout, de syphilides squammeuses, de manifestations
tuberculeuses de la peau. Lorsque la syphilis est arrivée
à la troisième période, alors que des nécroses, des fistules, des plaies gommeuses résistent à des traitements
rationnels, on devra prescrire l'usage des purgatifs
drastiques, et de préférence on fera avaler des doses
convenables du purgatif Leroy, d'après le numéro qui
semble le plus convenir au sujet malade. Ici, comme
partout, les lois de la médecine rationnelle doivent régir

les situations. Je crois inutile de donner ici les formules de ces divers purgatifs, surtout de ceux qui sont si populaires. On les trouvera tout préparés dans toutes les pharmacies. D'ailleurs, le médecin, seul bon juge, devra mitiger, corriger, modifier le purgatif, suivant la nature du cas qu'il a à traiter.

On ne devra jamais user de vomitifs dans le courant des maladies vénériennes ; jamais la nécessité d'une pareille médication ne se fera sentir. Les vomitifs, quels qu'ils soient, fatiguent, dégouttent les malades sans aucun bénéfice pour leur guérison.

Lorsque les malades seront soumis à un traitement complété par l'usage des purgatifs, on insistera sur une excellente alimentation.

On ne saurait trop revenir sur cette nécessité hygiénique. Il est temps de sortir de ce vieil usage thérapeutique qui voulait arriver à un affaiblissement de l'économie pour faciliter, soi-disant, l'efficacité des remèdes et affaiblir la malignité du virus. C'est tout le contraire qu'il faut exiger ; parce que c'est le contraire qui doit avoir lieu.

On doit fortifier, bien nourrir le malade afin que le mercure n'altère pas trop les parties essentielles à la vie ; il faut substanter le malade, afin qu'il puisse résister énergiquement, puissamment à la malignité syphilitique.

En soutenant cette méthode moderne, éclose de nos jours, contre celle surannée qui s'évanouit de plus en plus, dois-je m'occuper un seul instant de cette médication ou plutôt de ce traitement appelé *arabique*, tant préconisé par M. le docteur Payan, d'Aix. Quel que soit le mérite incontesté de ce savant, on ne peut que déplorer de pareils errements. Tout ce qu'on peut dire, comme excuse de cette méthode homicide, c'est qu'elle a été instituée, préconisée alors que l'école que je condamne était en pleine intronisation. Tous les syphilographes enseignaient alors la nécessité de débiliter puissam-

ment les malades. Tout aussitôt germe une idée vigoureuse qui conseillait de démolir à moitié, aux trois
quarts, les pauvres malades atteints de syphilis rebelle.
Ce supplice, car on ne peut lui donner un autre nom,
a eu de nombreux admirateurs et a mérité même des
récompenses honorifiques à son inventeur. Voici, en peu
de mots, le traitement et l'alimentation auxquels étaient
condamnés les malades.

1° Usage de pilules arabiques, ayant pour effet de
sécher les humeurs et défibriner le sang, l'affaiblir ;

2° Le malade devait ne se nourrir que de fruits secs,
de pain sans levain (galettes de marin), rarement quelques viandes très-rôties ou plutôt calcinées, peu d'eau
et encore moins de vin.

Voilà, j'espère, de quoi maigrir jusqu'aux os le plus
robuste des hommes !

C'est ce que l'on appelait la *diète sèche*, le *cura famis*.

Pour en finir avec les purgatifs, je répèterai que ces
médicaments, tant vantés qu'ils soient, ne peuvent,
seuls, amener des guérisons. Ils les faciliteront dans
certains cas ; mais jamais ils ne sauront être élevés à
la hauteur de méthode exclusive dans le traitement des
maladies vénériennes.

Traitement complémentaire par les Eaux minérales.

Je termine le chapitre consacré au traitement par
quelques mots à propos de l'usage des eaux minérales,
comme complément de la médication anti-syphilitique.
Toutes les fois que la position de fortune ou la
proximité des localités thermales le permettront, j'engage le médecin à conseiller une ou deux saisons de

bains. Un mois de balnéation thermale ou minérale, pendant deux ou trois années consécutives, rendra de grands services que facilitera et complètera une médication puissante et spécifique.

Les eaux sulfureuses sont celles qui conviennent le mieux dans les affections syphilitiques à formes cutanées. Ainsi l'apparition des syphilides tardives perdra de sa violence, de son acuité, si le malade affecté de ces manifestations de la peau peut être soumis à une balnéation suffisante sulfureuse. Les malades devront en même temps boire de ces mêmes eaux. Aussi, pendant l'hiver ou lorsque les malades ne peuvent se déplacer pour aller chercher dans les établissements thermaux et minéraux ce complément de la guérison, je fais prendre en boissons ces mêmes eaux pendant un certain temps. L'usage des bains artificiels, et notamment de celui de Barèges (formule du nouveau codex), supplée jusqu'à un certain point à celui des bains naturels. Le bain de Barèges artificiel, d'après la nouvelle formule, n'a pas l'inconvénient de répandre une odeur d'acide sulfhydrique trop intense. On prendra un de ces bains tous les deux ou trois jours, et l'on boira dans le courant de la journée une demi-bouteille d'eau sulfureuse naturelle.

Dans les affections syphilitiques tenaces de la peau, je ne puis trop recommander l'eau de Vals (source Dominique), qui ne contient aucun atome de bicarbonate de soude. Elle est sulfurique, ne présente pas le mauvais goût de l'acide sulfhydrique et contient du fer et de l'arsénic en très faible proportion.

Il y a donc en elle les éléments capables de détruire les affections cutanées rebelles. On peut aussi conseiller les eaux d'Uriage, Gréoulx, Barèges, Eaux-Bonnes, Camoins-les-Bains, près Marseille.

Lorsqu'on aura à donner un avis sur le choix de la station balnéaire, on peut proposer les établissements suivants, que je range par rang d'efficacité et de puissance curative de leurs eaux.

EAUX SULFUREUSES THERMALES OU CHAUDES.

Barèges .... Hautes-Pyrennées (France).
Gréoulx................ .... Basses-Alpes   id.
Digne .... id.   id.
Aix...................... Savoie   id.
Cauterets................ Hautes-Pyrennées id.
Bagnères de Luchon...... id.   id.
Eaux-Bonnes............. Basses-Pyrennées id.

EAUX SULFUREUSES FROIDES.

Enghien................. Seine-et-Oise   (France).
Uriage................... Isère   id.
Aix-la-Chapelle............   (Prusse).
Vals (source Dominique).. Ardèche   (France).
Camoins-les-Bains......... Bouch.-du-Rhône id.

Telles sont les eaux les plus salutaires que l'on puisse conseiller.

J'ai obtenu des succès inespérés par l'usage des eaux sulfureuses prises en bains et en boissons. J'ai vu des accidents graves secondaires et tertiaires s'amender et disparaître assez rapidement. L'essentiel est d'entreprendre cette médication en temps opportun et pour les accidents qui l'exigent.

D'ailleurs tout en s'assujettissant à ce genre de traitement, les malades ne devront pas négliger de continuer la médication spécifique, selon les avis de leur médecin. Par ce double traitement qui se fortifie mutuellement, que de fois ai-je assisté à d'heureuses modifications, à des cures remarquables.

Phimosis et Paraphimosis.

Les feuilles qui comprenaient le traitement de ces deux complications et conséquences des maladies vénériennes à forme catarrhale, ayant été oubliées lors de la mise en page de la partie où elles devaient se trouver, le typographe a réparé cet oubli en les plaçant à la fin de ce chapitre.

PHIMOSIS. — Le phimosis est naturel ou accidentel. S'il est naturel, on ne pratiquera l'opération de la circoncision, si sagement et hygiéniquement instituée par la religion judaïque, que sur la demande des malades. Cependant, on devra la conseiller quand on pourra prévoir de fâcheuses conséquences, telles que l'excitation à la masturbation, les pertes séminales ou spermatorrhée, et l'impuissance par cause mécanique, dernière conséquence peu probable.

Lorsque le phimosis est accidentel, c'est-à-dire sous la dépendance d'une maladie catarrhale vénérienne ou non, de l'organe sexuel de l'homme, on fera taire les causes déterminantes, puis on conseillera l'opération. Dans aucun cas, on ne devra pratiquer l'opération, lorsque des chancres, surtout s'ils sont mous, siégent sous le prépuce ou sur le gland ; on s'exposerait à voir survenir une immense ulcération chancreuse qui envahirait toute la plaie produite et compromettrait considérablement la réussite de l'opération.

Dans ce cas, on doit s'efforcer de faire disparaître l'inflammation herpétique ou chancreuse par des bains locaux et généraux, par des lotions émollientes, des cataplasmes, des pommades, etc.

Je crois inutile de répéter ici les traitements dont j'ai parlé à propos des maladies qui peuvent amener le phimosis ; aussi , me contenterai-je de donner le manuel opératoire de l'opération du phimosis. Sans m'occuper de tous les procédés tour à tour préconisés et délaissés, je m'arrêterai à celui auquel je donne la préférence et qui réussit toujours, sans laisser ces difformités latérales du prépuce, difformités qui ont pu quelquefois engendrer des regrets chez les malades opérés.

Voici comment je procède :

Les instruments nécessaires sont les suivants : deux paires de pinces à pansement, à branches droites, longues, minces non croisées ;

Un ciseau droit, bien aiguisé ;

Quelques serres-fines ou petits crochets à dents de souris, fabriqués en maillechort ou mieux en argent.

1er Temps : On introduit une des branches d'une des deux pinces à pansement sous la partie supérieure du prépuce , jusqu'à la profondeur de sa réunion avec le gland. Pour arriver à ce résultat, on soulève le prépuce avec le pouce et l'index de la main gauche, et l'on pousse l'instrument, que l'on tient avec la main droite, les deux blanches s'écartant dans le sens perpendiculaire.

Une fois que l'on est arrivé à cette profondeur, on serre les deux branches, de sorte que l'une, qui est sous le prépuce, se rapproche de l'autre, qui presse au-dessus du prépuce.

2e Temps : On saisit la deuxième pince avec la main gauche, et on la place de manière à comprendre entre ces deux branches toute la partie soulevée et serrée par la première pince. Elle sera donc placée, la deuxième, sous la première, et on ne retirera celle-ci que lorsque la deuxième aura bien saisi toute la portion de la partie supérieure du prépuce, soulevée par la première pince.

Si je suis arrivé à bien faire comprendre ma description, on s'apercevra que les deux pinces sont appliquées en sens contraire de leur ouverture ; l'une sur l'autre, mordant : la première, de haut en bas ; la deuxième, de droite à gauche.

Ces deux temps sont les plus essentiels, car il est nécessaire que la deuxième pince ne laisse pas fuir la muqueuse préputiale.

On doit comprimer assez fort avec la deuxième pince, pour supprimer en partie, par la compression, la sensibilité de cette portion du prépuce, qui va être emportée par un vigoureux coup de ciseau.

On fait une compression de quelques minutes, puis on procède au 3e temps.

3me Temps : Saississant le ciseau droit avec la main droite, on coupe d'un seul coup toute la portion du prépuce placée au-dessus de la pince, en rasant les branches de cet instrument, tout au long. Ce temps est bien moins douloureux qu'on peut le penser, à cause de la compression de la pince au-dessous de la portion qui doit être excisée.

On lâche alors le tout ; on laisse saigner un moment ; on cherche à se rendre compte de l'incision de la muqueuse, qui doit être à peu près également coupée comme la peau ; si toutefois, ce qui est très-rare, on n'était pas arrivé à un résultat satisfaisant, on suppléerait à cette légère imperfection par un petit coup de ciseau droit sur la muqueuse, non taillée suffisamment du premier coup.

Pansement : On lave à l'eau fraîche et on procède au placement de serres-fines, en ayant bien soin de saisir, entre leurs deux petites branches à dents de souris, la peau et la muqueuse, sans tiraillement. On en place environ 6 ou 8, et on recouvre le tout, le ma-

lade étant couché, avec une compresse fine trempée
dans de l'eau légèrement résolutive ou aiguisée d'un
peu d'alcoolat aromatique.

Les serres-fines seront enlevées après 12 ou 24
heures, toutes ou en partie, suivant la rapidité de la
cicatrisation des surfaces excisées.

Ce procédé est moins douloureux que les autres ; il
donne un meilleur résultat, quant à la régularité du
prépuce ; il n'oblige pas à faire deux autres excisions
sur les angles du prépuce déjà excisé.

PARAPHIMOSIS.— Toute opération sanglante doit
être évitée dans le traitement du paraphimosis. L'é-
tranglement toujours accidentel de la verge par le
prépuce sera traité avec douceur et sans violence. On
peut essayer de ramener le prépuce ; mais après quelques tentatives sans succès, on procédera comme il
suit :

On oindra le pourtour de l'étranglement avec la
pommade suivante :

> Sulfate neutre d'atropine.. 0,05 centigrammes.
> Cérat...................... 30 grammes.

On ordonnera des grands bains et des bains locaux.
Ces derniers devront être froids, émollients et résolutifs. On ne fera tremper la verge que jusqu'au point
étranglé. La solution suivante convient très-bien pour
ce genre de bains :

> Sous-acétate de plomb liquide...... 5 gram.
> Vinaigre de vin .... 20 »
> Décoction, refroidie, de têtes de pavot
>   et de feuilles de mauve blanche... 200 »

On prendra, toutes les deux heures, un bain local

d'un quart d'heure, et, après chaque bain, on oindra
la partie étranglée avec la pommade ci-dessus indiquée.

Après chaque opération ainsi pratiquée, on tentera
la réduction du prépuce. Il est rare qu'après quelques
tentatives faites adroitement et méthodiquement, cette
réduction ne soit tout à coup obtenue.

On facilitera la guérison en faisant prendre chaque
demi-heure, aux malades, une des pilules suivantes :

Camphre........................... 3 grammes.
Lupuline .... 3 id.
Poudre de feuilles de digitale...... 0,20 centigr.

Faites selon l'art 24 pilules.

Les malades ne devront jamais négliger de tenir le
ventre libre, au moyen de lavements laxatifs, jusqu'à
ce que le paraphimosis soit guéri.

Dès que cette grave complication survient, il est
essentiel d'appeler au plus vite un médecin, afin que
celui-ci procède le plus tôt possible à des tentatives de
réduction, tentatives qui seront d'autant plus facilement
couronnées de succès, qu'elles seront effectuées dans un
temps plus voisin de la production de la maladie.

Je termine cet ouvrage par l'explication des planches qui représentent les diverses maladies et les
conséquences vénériennes de ces affections. En regard
de chacune de ces planches, on trouvera toutes les
indications capables d'éclairer le sujet que l'on étudie.

Comme couronnement de l'ouvrage, on trouvera
après cet exposé topographique, la table des matières,
composée de telle sorte que le lecteur verra d'un même
regard tout ce qui peut être déduit d'une maladie.
Chaque phase de l'évolution morbide sera indiquée

par le numéro des pages où se trouvent et la description, et la contagion, et les conséquences de cette phase
elle-même.

Ainsi la table sera encore un dernier moyen de se
rendre un compte exact de toutes les maladies que j'ai
étudiées.

Comme on le voit, j'ai fait tout mon possible pour
faciliter, vulgariser la science des maladies vénériennes.

Combien je m'estimerais heureux si j'avais pu
atteindre le but que je m'étais proposé en entreprenant
la tâche que je viens de terminer !

TABLE DES MATIÈRES

La table des matières, divisée en deux parties, est disposée de telle sorte qu'elle donne tout de suite une idée précise de l'ordre suivi dans le courant de cet ouvrage, surtout au point de vue de la classification des maladies vénériennes.

Les planches et figures, formant une partie bien distincte, je n'ai pas cru devoir indiquer minutieusement les folios de chacune d'elles ; le lecteur n'éprouvera aucune difficulté pour trouver, dans cet atlas, la planche et la figure qu'il désire consulter, puisqu'elles se suivent par ordre. Chacune d'elles est d'ailleurs numérotée ; elles se suivent toutes et ne sont séparées que par les feuilles d'explication mises une par une en regard de la planche dont elles donnent la description.

TABLE ALPHABÉTIQUE

des

MATIÈRES CONTENUES DANS L'OUVRAGE.

---

(1) Voir principalement la table suivante, plus détaillée et seule véritablement utile pour les personnes étrangères à l'art médical, qui veulent facilement trouver ce qu'elles cherchent.

SIXIÈME PARTIE

Explication des Planches et Figures.

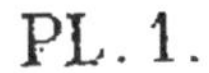

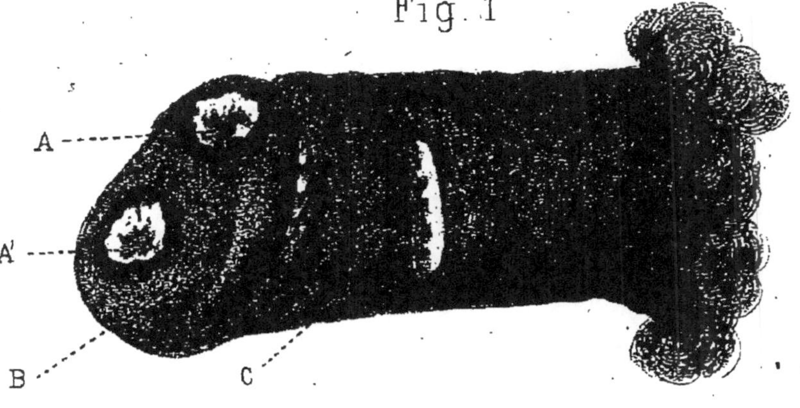

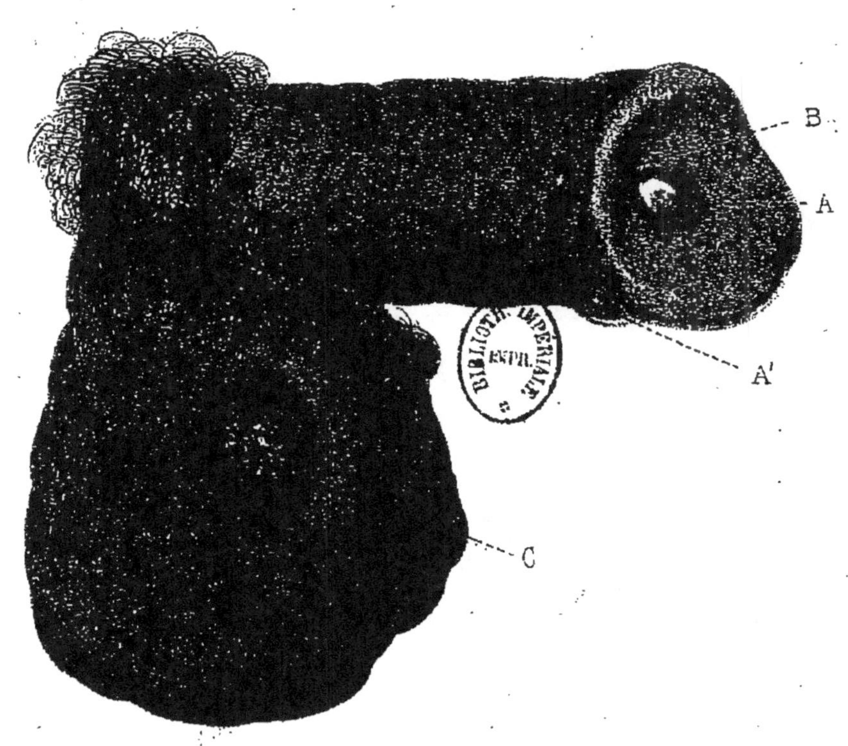

LIT.

PLANCHE I.

FIGURE 1.

Chancre mou simple non infectant.

—

AA' Chancres mous situés sur le gland.
B Chancre mou situé dans la rainure qui sépare le gland du prépuce.
C Chancre mou situé sur le prépuce.

—

FIGURE 2.

Chancre induré, infectant.

—

A Chancre induré, infectant, situé sur le gland.
A' Petit chancre induré du prépuce, près du frein. Ce chancre, quelque petit qu'il soit, donne la vérole, comme s'il était plus grand.
B Cicatrisation d'un chancre induré et induration subsistant après la cicatrisation.
C Chancre induré du scrotum, sur la peau de la partie droite.

II

PL. II.

LIHT MARTAIN, MARSEILLE Cours Belsunce 57.

PLANCHE II.

Bubon et Pléiade.

A Représente un bubon survenu à la suite de chancres mous simples.

B Pléiade ganglionnaire ou chapelet de petits engorgements spécifiques occasionnés par la présence d'un chancre induré.

On voit facilement la différence de ces deux types un peu exagérés à dessein.

Les ganglions en pléiade sont moins apparents, c'est surtout par le toucher qu'on les perçoit.

III

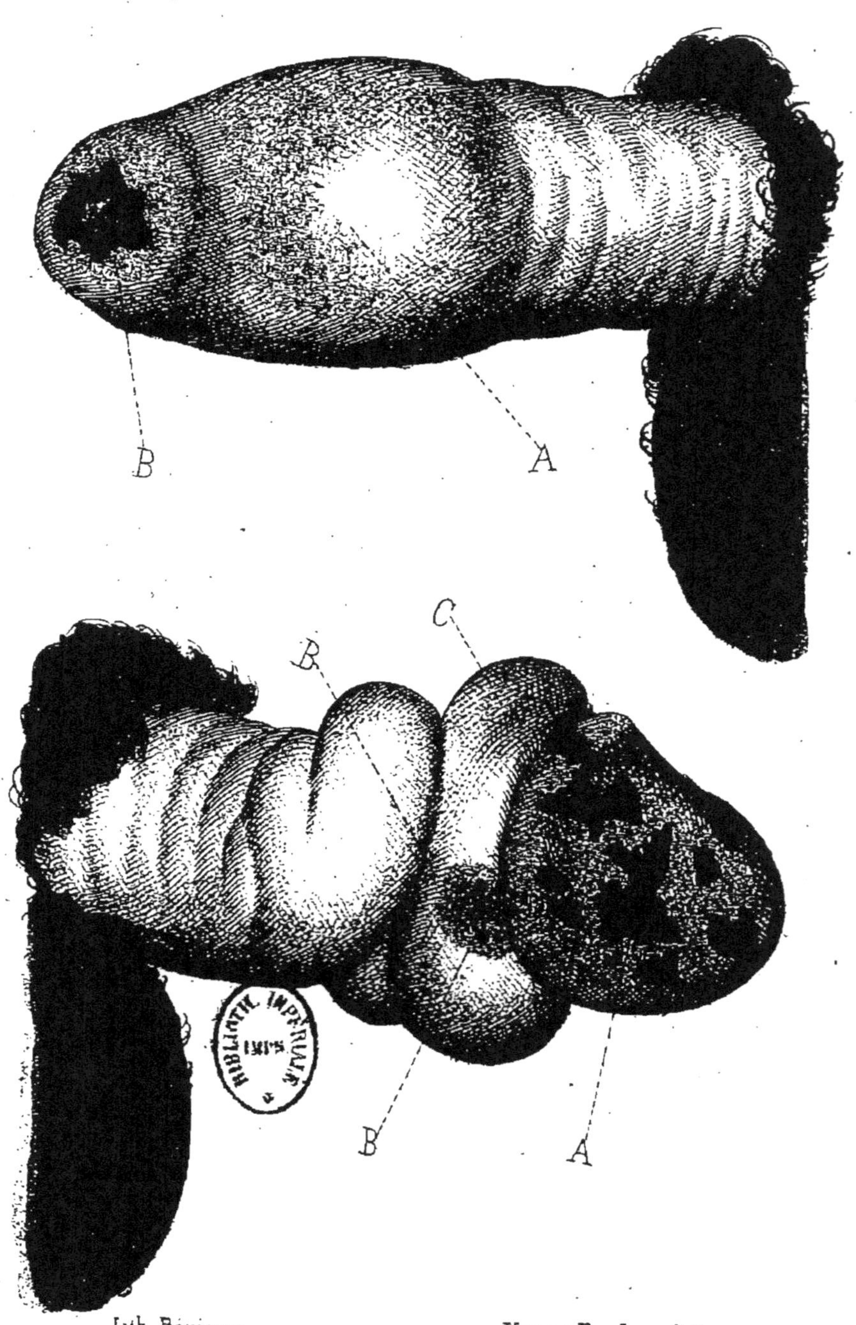

Lith. Bouisson.

Henry. Durbec, del.

PLANCHE III.

FIGURE 1.

Balano-Posthite et Phimosis.

Cette figure représente une verge atteinte de phimosis, occasionné par une balano-posthite A. En B, on voit un liquide blanchâtre sortir de l'entrée étranglée du prépuce.

FIGURE 2.

Balanite — Herpès — Paraphimosis.

Elle représente un paraphimosis. B, indique le point d'étranglement — C, la partie œdématiée. Sur le gland, en A, sont des plaques rouges résultant d'excoriations produites par l'inflammation du gland ou balanite. En D, on voit une plaque d'herpès simple.

IV

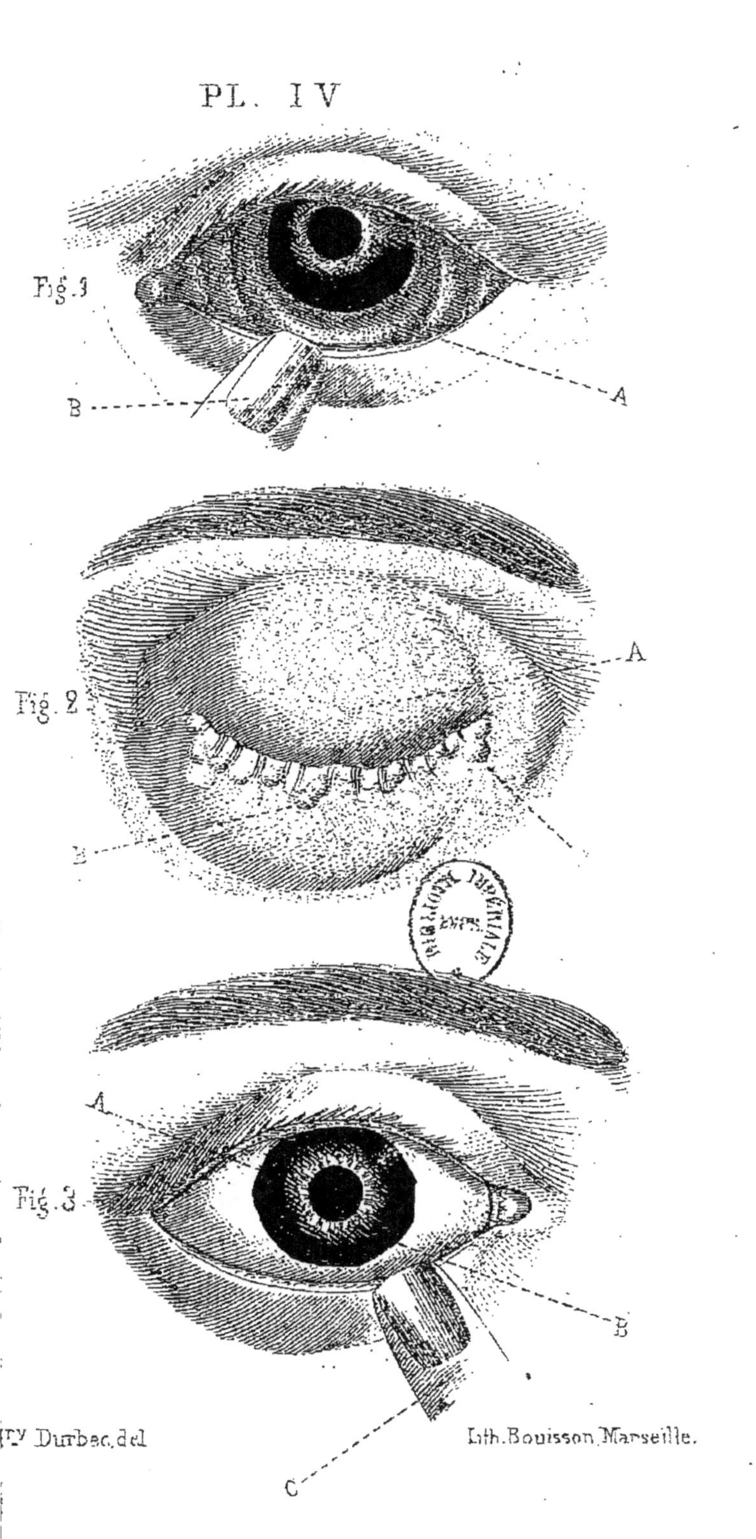

PL. IV
Fig.1
B
A
Fig.2
A
B
Fig.3
A
B
C

PLANCHE IV.

FIGURE 1.

Ophthalmie blennorrhagique — Œil ouvert.

Cette figure représente une ophthalmie blennorrhagique au début. On apperçoit en **A** les boursouflures
inflammatoires, les soulèvements de la conjonctive
scléroticale et palpébrale.

La lettre **B** indique un doigt qui tire en bas la
paupière inférieure pour bien découvrir les parties
atteintes.

FIGURE 2.

Ophthalmie blennorrhagique — Œil fermé enflammé.

Elle représente l'ophthalmie blennorrhagique grave,
suppurante. La lettre **A** indique la paupière supérieure tuméfiée et très enflammée.

Les lettres **B** et **C** montrent le pus qui s'écoule à travers les paupières.

FIGURE 3.

Iritis syphilitique.

Cette figure représente un iritis syphilitique.

Le point **A** montre l'iris enflammé et la pupille
déformée.

La lettre **B**, les points ou taches produits par l'inflammation — **C** indique un doigt abaissant la paupière.

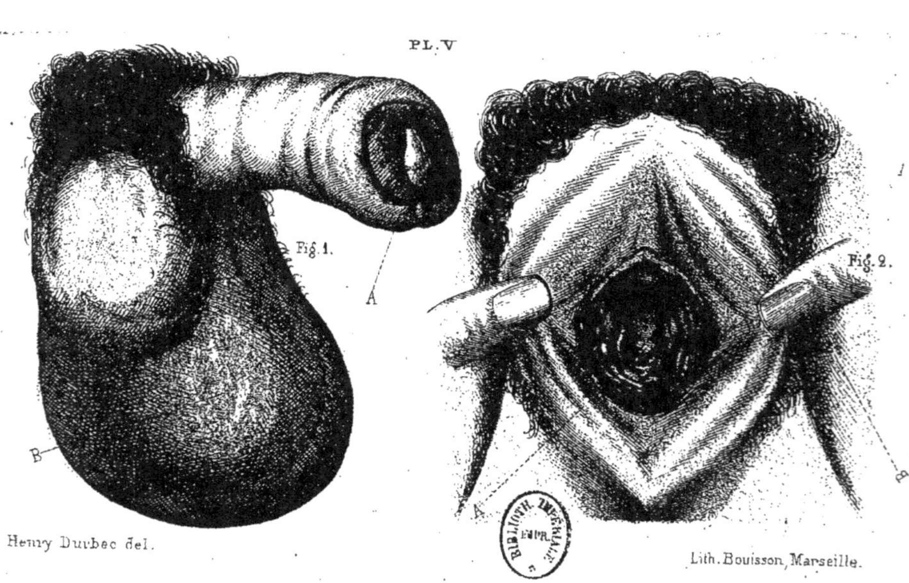

PL. V
Fig. 1.
Fig. 2.
A
B
A
B
Henry Durbec del.
Lith. Bouisson, Marseille.

V

PLANCHE V.

FIGURE 1.

Blennorrhagie.

———

Elle représente une verge atteinte de blennorrhagie, indiquée surtout par la lettre A, qui montre une large goutte de muco-pus s'échappant du méat du canal.

La lettre B montre une orchite ou inflammation du testicule gauche ; il est, comme on le voit, plus du double de celui qui est intact.

———

FIGURE 2.

Vaginite.

—

Cette figure représente l'entrée d'un vagin atteint de vaginite ou de blennorrhagie de la femme. Deux doigts écartent les grandes et les petites lèvres qui cacheraient l'entrée du vagin.

La lettre A indique les replis enflammés de la muqueuse baignés dans du muco-pus ou écoulement vaginal morbide.

VI

PLANCHE VI.

FIGURE 1.

Végétations de la Verge.

———

Cette figure représente une verge couverte de végétations, surtout au point A, sur le gland, et au point B. sur le prépuce.

———

FIGURE 2.

Végétations de la Vulve.

———

Elle représente les parties externes sexuelles de la femme un peu écartées pour montrer l'entrée du vagin.

Les lettres A, A', B montrent les points les plus envahis par les végétations.

VII

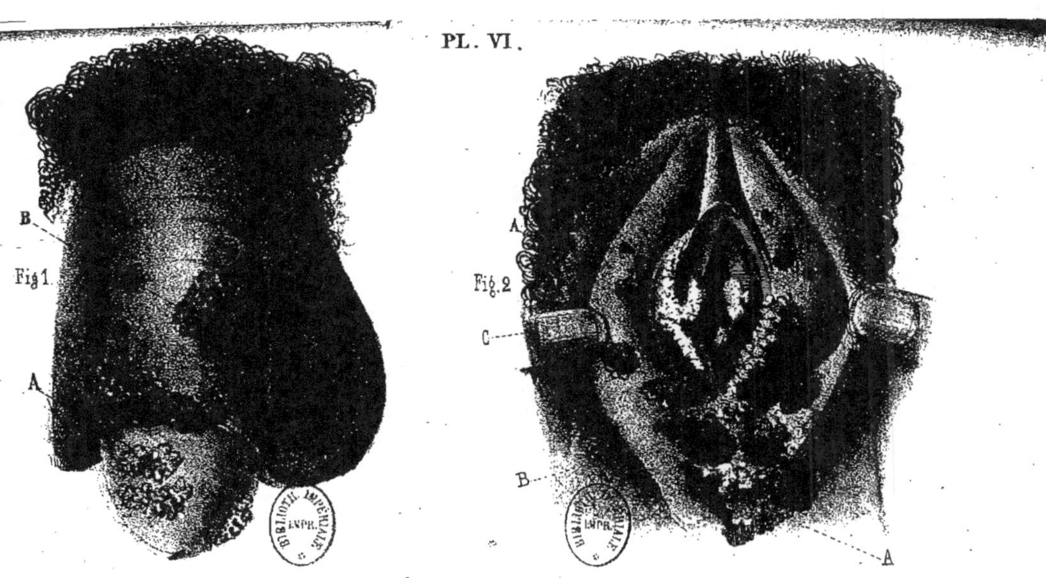

dessiné par H. Margot.

LITH. MARTAIN MARSEILLE Cours Belzunce 57.

PLANCHE VII.

FIGURE 1.

Plaques muqueuses chez l'homme.

Cette figure représente une verge et les testicules recouverts de plaques ou syphilides muqueuses, dont quelques-unes, notamment A, B et C sont ulcérées. Ce qui les différencie tout d'abord des ulcères vénériens ou chancres indurés, c'est que la plaque muqueuse est toujours élevée au-dessus de la peau.

FIGURE 2.

Plaques muqueuses chez la femme.

La figure 2 représente les mêmes accidents secondaires sur les parties génitales externes de la femme. Quelques plaques en D, D' sont sur les fesses, au pli des cuisses et des fesses.

VIII

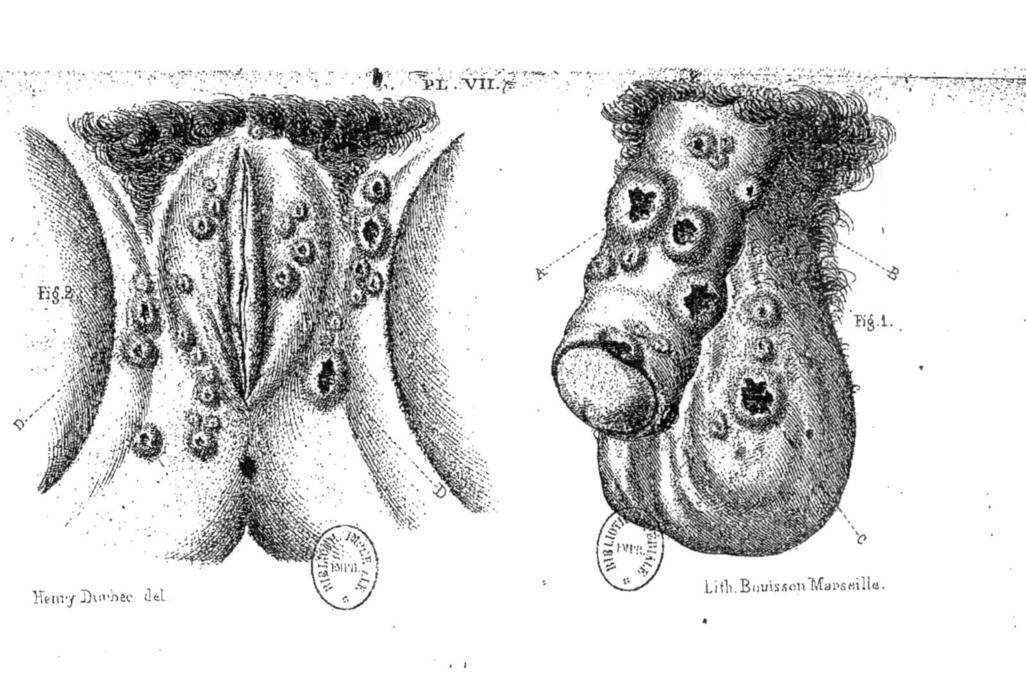
PL. VII.
Fig.2
Fig.1.
A
B
C
D
D
Henry Dumbec del.
Lith. Bouisson Marseille.

PLANCHE VIII.

FIGURE 1.

Chancre induré croûteux.

———

La lettre A représente la surface grisâtre du chancre induré qui siège sur la lèvre inférieure.

La lettre B indique la partie croûteuse de ce même chancre.

Le doigt qui abaisse la lèvre est là pour faciliter la description.

———

FIGURE 2.

Bubon vénérien ulcéré.

———

Cette figure montre en A un bubon de moyenne dimension qui est survenu sous l'influence d'un chancre mou simple. Ce bubon suppure et prend l'aspect du chancre son congénère.

———

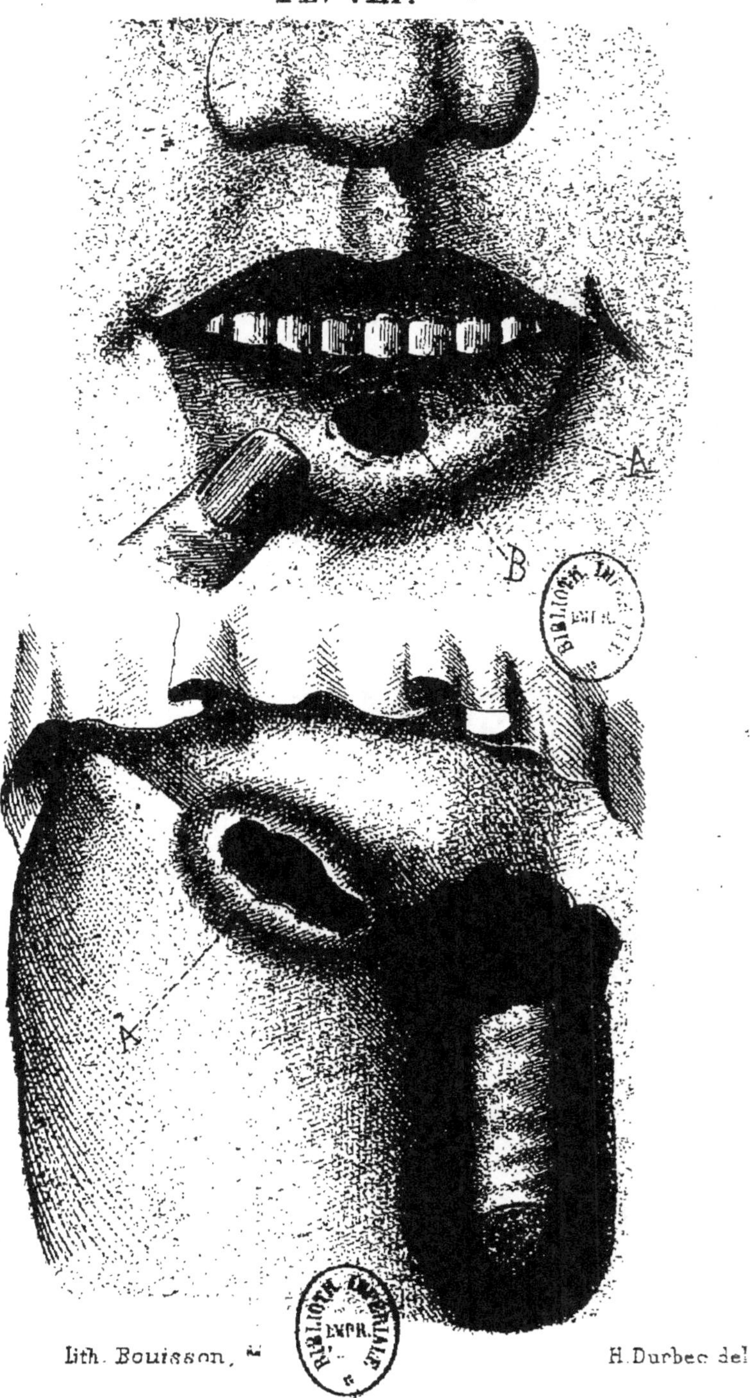

Lith. Bouisson.   H. Durbec del.

IX

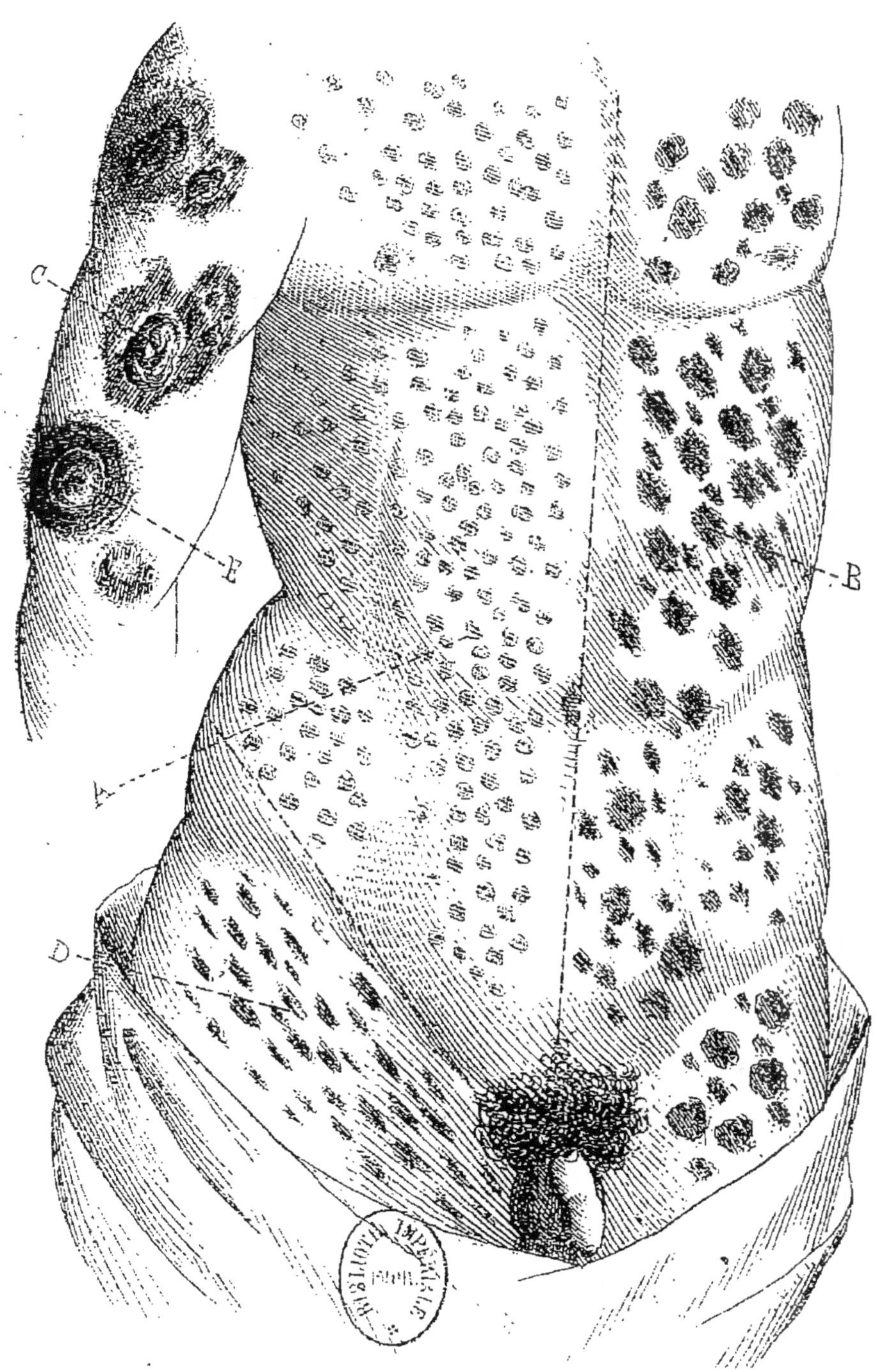

H.y Durbec, del.

Lith. Bouisson, Marseille.

PLANCHE IX.

Syphilides diverses.

———

Cette académie d'homme est couverte de syphilides de diverse nature, de différentes formes. Elle est divisée par places ; sur chacune d'elles siégent les syphilides en groupe dont voici la dénomination :

En A, ce sont les syphilides maculeuses qui prennent le nom de *roséole pigmentaire.*

En B, ce sont de véritables macules ou tâches cuivrées et couleur acajou.

En D, ce sont des papules siégeant sur le haut de la cuisse et rangées en travers de l'axe du membre. Leur forme est moins régulière que celles de la roséole.

Le bras est couvert de deux affections bien différentes.

L'une est secondaire, mais tardive, de transition, ce sont des ulcères syphilitiques en C.

L'autre en E est tertiaire, ce sont des gommes dont l'une, E, est ulcérée.

———

PLANCHE X.

Syphilides diverses.

Cette académie de femme représente les affections qui occupent de préférence la partie postérieure du corps. Cependant ces syphilides se montrent partout.

En A et A', on voit la varicelle syphilitique ou pustules ombiliquées, déprimées au centre, siégeant sur le cou. Elles sont très rapprochées à la naissance de la chevelure où elles prennent quelquefois l'aspect de croûtes agminées.

En B et B', ce sont des pustules et des vésicules un peu plus développées.

En C et C', on aperçoit de véritables vésicules, dont quelques unes sont aplaties et transformées en papules.

En D, sont représentées des plaques tuberculeuses, déprimées au centre et tendant à s'ulcérer profondément.

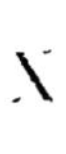

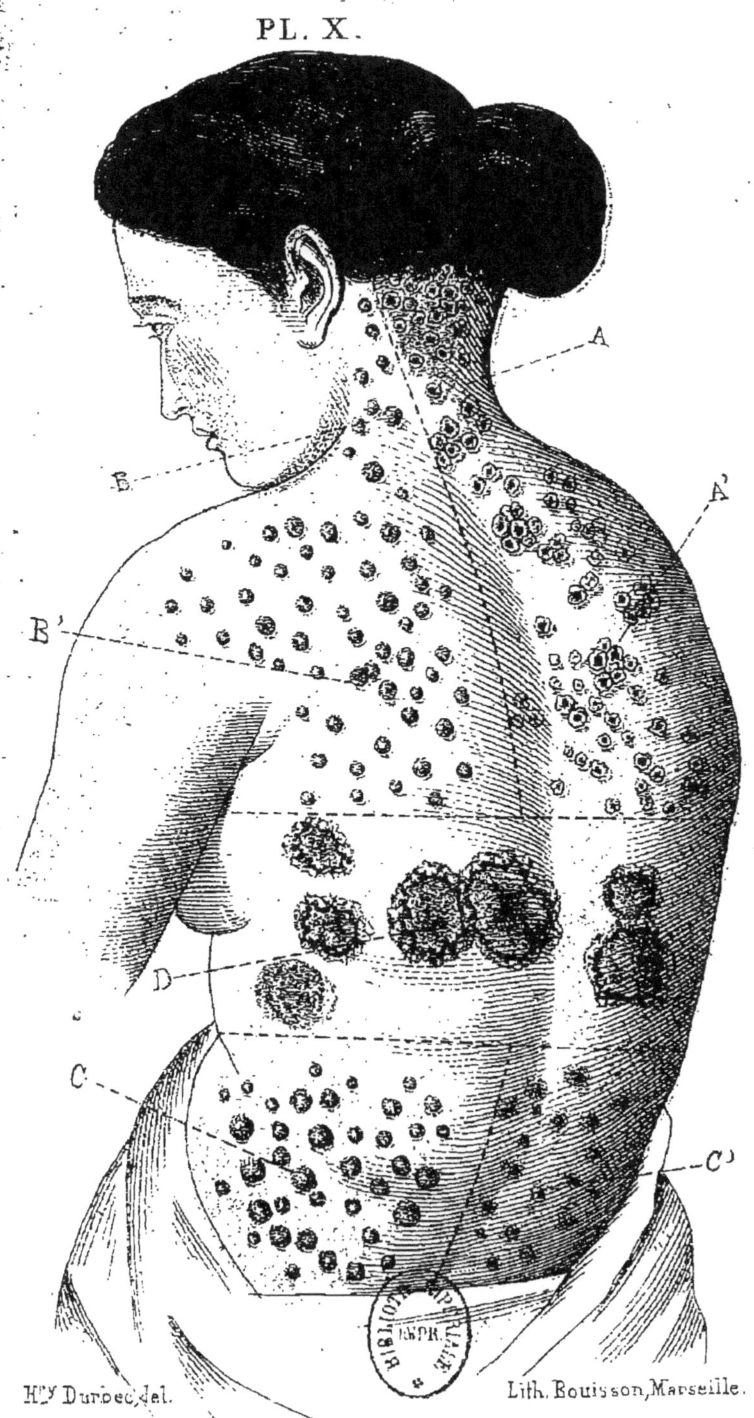

H.ᵉ Durbec del.

Lith. Bouisson, Marseille.

PLANCHE XI.

FIGURE 1.

Ulcération et perforation du palais.

Cette figure représente la voûte palatine ou palais. Entre la rangée dentaire supérieure et la luette et les piliers de l'isthme du gosier, on aperçoit une ulcération tertiaire avec perforation à gauche, au point noir B de l'os palatin. Il y a donc communication entre la bouche et les fosses nasales. A représente l'ulcération tertiaire qui a précédé la perforation B.

FIGURE 2.

Syphilides squammeuses.

Cette figure représente le dos d'une main couverte de papules et de squammes ou écailles réunies. La photographie donne difficilement les indications minutieuses de syphilides de ce genre.

Les lettres A et A' indiquent ce genre de syphilides.

La lettre B indique un onyxis ou syphilides ulcérées de l'ongle.

FIGURE 3.

Elle représente un femur ou os de la cuisse avec une exostose en A, et une exostose suppurée en B.

XI

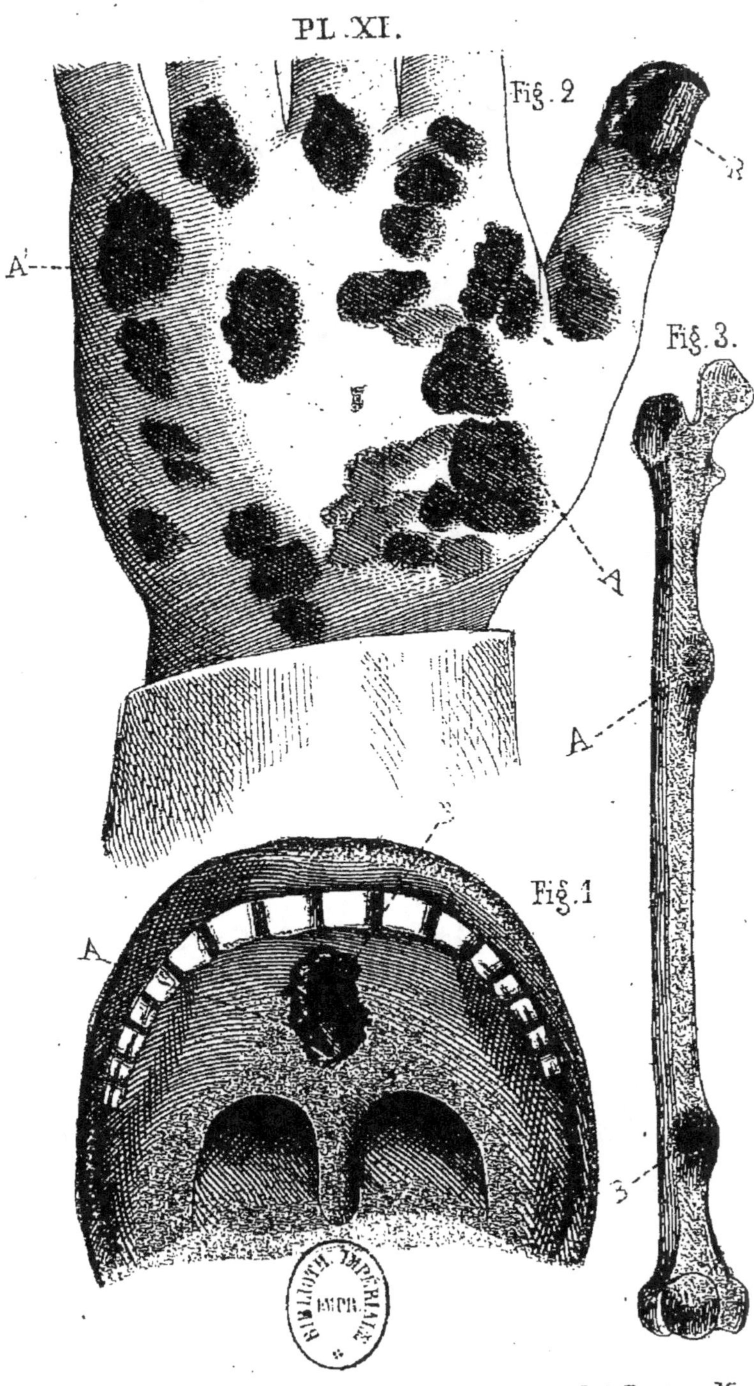

PL. XI.
Fig. 2
Fig. 3
Fig. 1
A'
A
A
A
B
B
HTY Durbec. del.
Lith. Bouisson Marseille

PLANCHE XII.

Uréthrotome interne.

Cette figure représente l'uréthrotome de **M.** Maisonneuve.

A et A' représentent la petite bougie en caoutchouc
qui se visse en **V** à la tige rigide.

C indique la tige rigide creuse qui reçoit en **D**, pour
être conduite jusqu'au point **V**, la tige flexible, terminée en **D** par le bouton **G** qui sert à la tenir.

L'anneau allongé **H** sert aussi à faciliter la manœuvre de l'instrument.

La lame triangulaire, isocèle, **F**, **B**, **F'**, est située à la
partie interne de la courbure. Elle serait placée en **B'**
si l'instrument était disposé pour couper en dehors
de la courbure.

Cette lame est mousse et aplatie aux points **B** et **B'**,
elle ne coupe que sur les côtés **F**, **F'**.

PL. XII.

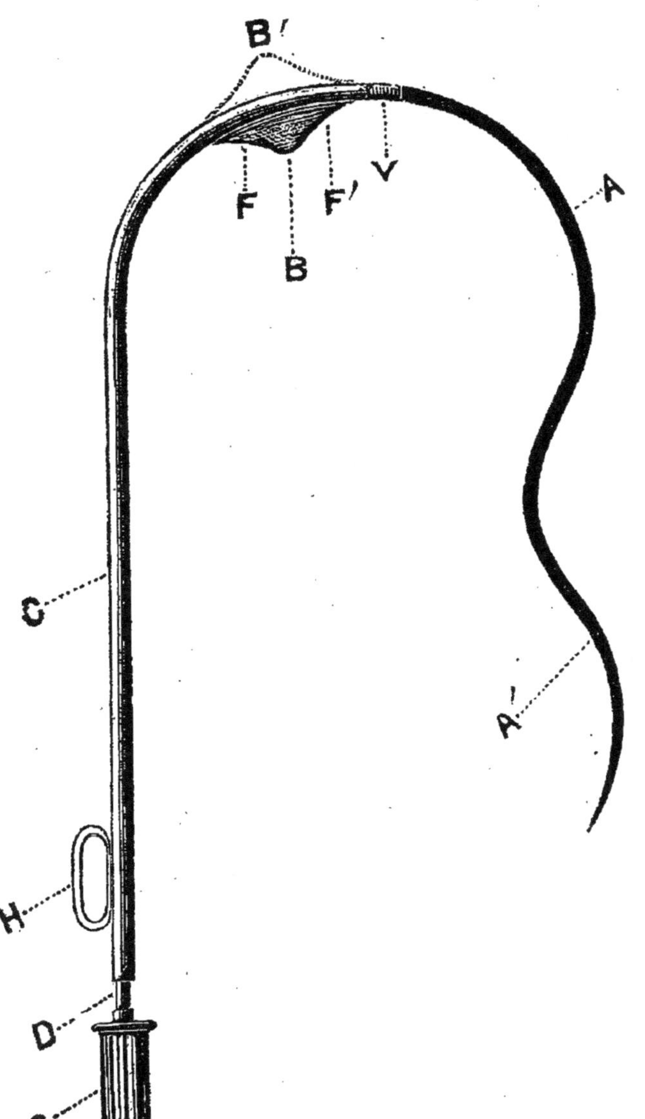
B'
F
B
F'
V
A
A'
C
H
D
G

TABLE ALPHABÉTIQUE

DÉTAILLÉE

Comprenant l'indication des pages qui contiennent les particularités des individualités, de la description, des conséquences, de la contagion, des moyens préservatifs et du traitement des maladies vénériennes.

Noms des maladies.	Descriptions.	Conséquences.	Degré de contagion.	Moyens préservat.	Traitement
Abcès du canal	57	57			167
Adénite du cou, des aines	53 88	53 88	119 127		165 185 218
Accidents primitifs..	75	82	122	140	189 209
Accidents secondaires...........	79	79	125	141	211
Accidents tertiaires..	102	102	130	141	232
Accidents des organes viscéraux ..	99	99	129		228
Alopécie	86	86		87	217
Angine syphilitique.	83	83	125		215
Aphtes syphilitiques.	83	83	125		215
Arthrite blennorrhagique	64	64	120		175
Balanite	29	52	117	136	151
Balano-posthite.	30	52	117	136	152
Blennorrhagie.......	30	53	118	137	154
Blennorrhée........	35	55	118	137	160

Noms des Maladies.	Descriptions.	Conséquences.	Degré de contagion.	Moyens préservat.	Traitement
Bubons..............	53 66 71	53 66 71	119 122		209
Catarrhe de la vessie	61 67	61 67	120		173
Céphalées, céphalalgies syphilitiques .	97	97			226
Chancres	39	68	121	138	180
Chancre induré, infectant	43	74	123	138	189
Chancre mou, sîmple, non infectant.	41	69	121	138	180
Chaude-pisse cordée.	55	55	118		166
Cystite	67	67			173
Déviation des os	106	106			150
Diathèse herpétique .	29	29			
Diphtéritisme ou chancres couenneux	69	69	121		184
Douleurs ostéocopes.	104	104			236
Excoriations du col et de la matrice...	66	66	120		178
Exostoses...........	102	102	130		233
Fistules provenant des os nécrosés...	105	105	130		237
Gommes.............	106	106	130		238
Hérédité	111	113	131		
Herpès	28	51	117	140	149
Hydrocèle	59	59			111

Noms des maladies.	Descriptions.	Conséquences.	Degré de contagion.	Moyens préservat.	Traitement
Induration spécifique	77	77	124	140	189
Inflammation du cordon	54	54			166
Iritis	98	98	129		227
Nécrose des os	105	105	130		237
Ophthalmie blennorrhagique	62	62	120	140	174
Orchite	58	58			170
Paraphimosis	53	53			250
Phagédénisme des chancres	69	69	121		182 209
Phimosis	15 53	15 53			247
Pléiade	77	77	124	140	209
Poussée humorale	70	70			185
Rétrécissements	56 67	56 67	119		167 179
Roséole	88	88	125		214
Syphilides bulleuses	89	89	128		220
Syphilides croûteuses	85	85			217
Syphilides maculeuses	88	88	128		248
Syphilides ou plaques muqueuses	93	93	128		223
Syphliides des ongles	95	95	129		224
Syphilides papuleuses	91	91	128		221

Noms des maladies.	Descriptions.	Conséquences.	Degré de contagion.	Moyens préservat.	Traitement
Syphilides pustuleuses	89	89	128		221
Syphilides squam - meuses	91	91	128		225
Syphilides tuberculeuses..........	92	92	128		222
Syphilides ulcéreuses	96	96	129		231
Syphilides vésiculeuses...........	92	92	128		221
Onyxis	95	95	129		225
Taches syphilitiques.	88	88	128		218
Testicule vénérien ou syphilitique..... .	108	108	131		288
Traitement mixte....	229				229
Végétations	52 65 68 70	52 65 68 70	120 122 118		153 180 184
Vulvite.............	65	65	118		176
Ulcérations.........	83 96 105	83 96 105	126		216 240

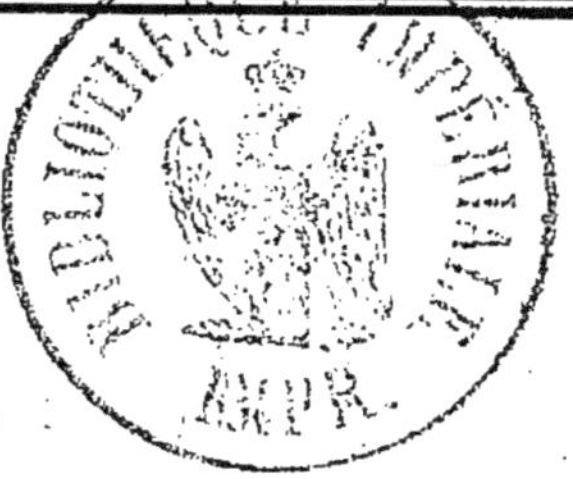

EXTRAIT DU CATALOGUE

Des Livres de fonds d'ADRIEN DELAHAYE, Libraire-Éditeur

PARIS

Place de l'Ecole de Médecine.

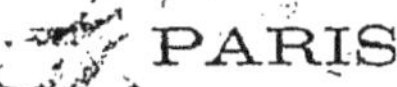

DIDAY (de Lyon). Sur un procédé de vaccination préservatrice de la syphilis constitutionnelle .... 1 fr. 50

HARDY. Leçons sur la scrofule et les scrofuloïdes, sur la syphylis et les syphilides, rédigées et publiées par le docteur Jules Lefevre, revues par le professeur. 1 volume in-8°. PARIS. 1864 .... 4 fr.

FOURNIER (Alfred). Recherches sur la contagion du chancre. Paris, 1857. In-8° de 110 pages .... 2 fr.

FOURNIER. Etude sur le chancre céphalique 1858 Broch. in-8°.

FOURNIER. De la paralysie labio-glosso-laryngée. In-8 .... 1 fr.

SOLARI, docteur en médecine de la Faculté de Paris, ancien interne des hôpitaux de Marseille. Maladies de matrice (utérus). Conseils pratiques sur les moyens de prévenir ces maladies et sur leur traitement. Paris, 1863. Grand in-8° de 71 pages .... 2 fr.

SOLARI Choléra de 1865, sa marche, son mode de transmission, moyen de le faire disparaître ou d'en arrêter la propagation. In-8° de 45 pages. Paris, 1865 .... 75 c.

FANO, professeur agrégé à la Faculté de médecine de Paris, etc. Traité pratique des maladies des yeux, contenant des résumés d'anatomie des divers organes de l'appareil de la vision, tome 1er Ophtbalmoscopie ; Maladies de l'orbite, des voies lacrymales, des paupières et de la conjonctive. Illustré d'un grand-nombre de figures intercalées dans le texte et de 20 dessins en chromo-lithographie. Paris, 1866. 2 vol. in-8° .... 17 fr.

NONAT, médecin de la Charité, agrégé libre de la Faculté de Paris, chevalier de la Légion d'Honneur, etc. Traité pratique des maladies de l'utérus et de ses annexes. 2e édition, augmentée. 1 fort vol. in-8°. avec figures dans le texte. Paris, 1866.

DECLAT, docteur en médecine de la Faculté de Paris. Nouvelles applications de l'acide phénique en médecine et en chirurgie, aux affections occasionnées par les microphytes, les microzoaires, les virus, les ferments, etc. 1 vol. in-8° de 200 pages. Ouvrage orné de 6 photographies. Paris, 1865 .... 5 fr.

JACCOUD, professeur agrégé à la Faculté de médecine de Paris, médecin du Bureau central, etc. Etudes de pathogénie et de sémiotique. Les paraplégies et l'ataxie du mouvement, etc. 1 fort vol. in-8° Paris. 1864 .... 9 fr.

BAZIN. Leçons théoriques et cliniques sur les syphilides. Paris, 1866. 1 vol. in-8° accompagné de 4 magnifiques planches sur acier, figures coloriées .... 10 fr.

Imprimerie Commerciale, r. Vacon, 48.